JN301458

医療心理臨床の
基礎と経験

●

Baba Kenichi
馬場謙一
[監修]

Fukumori Takahiro
福森高洋

Matsumoto Kyosuke
松本京介
[編著]

日本評論社

まえがき

「病院実習に来る学生さんに勧められる本って、ないよね⁉」

本書は、そんな会話の中から生まれた。

もちろん、臨床心理学に関する立派な成書はいくらもある。ここでいっているのは、もっと基本的な事柄にまつわる話である。

たとえば、実習生の多くは、現場でよく使われる用語や略号に戸惑いをおぼえる。さらにいえば、身だしなみや言葉遣いといったところから考え直してほしいと思われる学生たちもいる。このレベルのことなら、あらかじめ簡単に学習しておくことで、実習はより深い体験の機会となるのではないか。本書はそういうニーズに応えるために編まれたものである。

なお、本書は「医療心理臨床」としてあるものの、内実としては精神科心理臨床に特化している。これは、上述のような医療現場の実習を考えた場合、その主たる場は精神科領域だからである。だが、いうまでもなく医療心理臨床は終末期医療を含む大きな広がりをもつものであり、本書においても、その一端は触れている。

以下、本書の構成を紹介しよう。全体で3部構成となっている。

まず、第1章から第3章までを「基礎編」とした。第1章では、医療における心理士の歴史やこれからの期待が、馬場によって総括されている。「医療心理士」という言葉が用いられていることに驚く読者がいるかもしれないが、これは「医療現場ではたらく心理士」という意味であり、国家資格化の一案である「医療心理師」等とは直接関連がないことに注意してほしい。

第2章においては医療とかかわりのある関連施設や社会資源を紹介し、第3章では「医療現場で求められる知識」を網羅的に取り上げた。ここまでの「基礎編」によって、読者は医療現場に入る前に身につけるべき知識とはどんなものかを理解することができるであろう。

第4章から第6章までを「実際編」とした。まず、第4章では時系列的に

「インテーク」から「導入面接」へと至る流れを描いてみた。実際の業務の広がりとして「家族面接」なども取り上げている。精神科領域とは異なるが、終末期の心理支援についても、ここで取り上げた。なお、こんにちでは精神科においてもリハビリテーションがますます重要視されている。その代表的な取り組みとして「デイケア」と「SST」を取り上げた。

第5章では「連携」に焦点を当て、組織内のいろいろな職種の人びととの連携を取り上げた。職種ごとに整理したため、組織全体の中での連携を捉える視点が弱くなってしまったきらいはあるが、それをいくらかでも補う意味で、他職種合同による「ケースカンファレンス」の実際と、その是非について考えてみた。なお、外部機関との連携も、非常に重要な課題となってきている。ここでは「教育」「産業」「司法」の各領域を取り上げ、医療との違い、連携上のポイントなどを述べた。

第6章では、心理士の研修として「事例検討会」と「スーパービジョン」を取り上げた。この「実際編」によって、実際の心理士の動き方や仕事の広がりをイメージできるであろう。

最後に、本書の目玉である「実習の手引」を付録とした。"おまけ"としての付録ではない。独立して1つの柱をなすもので、むしろ本書の核心とさえいえる部分である。

補足として2点述べておきたい。まず、本書中の事例は原則的に架空事例であり、特定の個人を表わすものではない。一部、架空事例ではないものも含まれているが、その場合は個人情報を配慮した上で「エピソード」として紹介した。

2点目として、本書はわかりやすさを優先し、語句の表記や表現は一般に浸透しているものを用いた。たとえば、「障害」には「障碍」「障がい」といった表記が主張されていることや、「心理治療」といった表現での「治療」という語句の使用に慎重であろうとする方々の多いことも承知しているが、あえて一般的に浸透した表現に添うこととした。ただし、わかりやすさと正確さの両立はむずかしい。通り一遍の話題をこえて、少しでも内実のあるエピソードを述べようとすれば、なおさら困難を伴う。わかりやすさを求めるあまり、読者に誤解を与えるようなところがあるとすれば、その責任は、ま

だまだ未熟な編者たちにある。

　本書が医療領域での心理臨床に関心を寄せる多くの学生のみなさんと、その指導に従事される方々のお役に立つことをこころから願っている。

2010年4月

福森　高洋

●CONTENTS

まえがき 3

第Ⅰ部 医療心理臨床をめざす人たちへ

第1章 医療心理士への期待

1 医療現場からの要請 19
2 心理士の仕事 20
3 心理臨床の歴史 21
4 医療と心理学 22
5 医療心理士への期待 24

第2章 医療現場と関連施設の紹介

1 医療機関の種別 26
2 精神科病院への入院形態 27
3 精神科病院の病棟と病室 28
4 協働する専門職 30
5 関連施設 31

第3章 医療現場で求められる知識

3-1 異常心理学の知識……35

1　こころの正常と異常　35
2　異常心理現象　37
　(1)　欲求・意志・行動の異常　37
　(2)　感情の異常　38
　(3)　知覚・表象の異常　39
　(4)　思考の異常　39
　(5)　記憶の異常　40
　(6)　知能の異常　40
　(7)　意識の異常　40
　(8)　自我意識の異常　41
　(9)　不安・幻覚・妄想　41

3-2　発達心理学の知識　45

1　精神発達とは　45
2　認識の発達(ピアジェを中心に)　46
　(1)　誕生から青年期まで　46
　(2)　青年期以降の流動性知能と結晶性知能の変化　48
3　関係の発達(フロイトとエリクソン)　49
　(1)　フロイトの発達理論の特徴　49
　(2)　乳児期（0〜1.5歳ごろ）　51
　(3)　幼児期前期（2〜4歳ごろ）　53
　(4)　幼児期後期（3〜6歳ごろ）　55
　(5)　学童期（6〜12歳ごろ）　56
　(6)　青年期（12〜22歳ごろ）　57
　(7)　前成人期（22〜30歳ごろ）　58
　(8)　成人期（30〜65歳ごろ）　59
　(9)　老年期（65歳〜）　59
4　精神発達と精神疾患との関連　60

3-3　精神疾患の知識 ……………… 63

1　精神疾患の分類　63
　(1)　内因性精神病　63
　(2)　外因性精神病　64
　(3)　心因による精神疾患　65
　(4)　人格障害　65

2　精神疾患と薬物療法　67
　(1)　抗精神病薬　68
　(2)　抗うつ薬　68
　(3)　気分安定薬　68
　(4)　抗不安薬　69
　(5)　睡眠薬　69
　(6)　抗認知症薬　69
　(7)　精神刺激薬　69
　(8)　抗てんかん薬　69

3-4　心理査定の知識 ……………… 71

1　心理査定とは　71
2　心理検査の条件と利点　72
3　心理検査の種類　73
　(1)　知能検査　73
　(2)　性格検査　74
4　テストバッテリー　76
5　査定から治療へ　77

3-5　心理療法の知識 ……………… 78

1　心理療法とは　78

2 心理療法の理論と技法　78
　⑴　精神分析療法　79
　⑵　行動療法　79
　⑶　来談者中心療法　79
　⑷　認知行動療法　80
　⑸　自律訓練法　80
　⑹　森田療法　80
　⑺　遊戯療法　81
　⑻　箱庭療法　81
　⑼　芸術療法　81
　⑽　家族療法　81
　⑾　心理教育的アプローチ　82
　⑿　集団心理療法　82
　⒀　心理劇　82
　⒁　SST（社会生活技能訓練）　82
3 心理療法の限界　82
4 心理療法の過程　83
5 治療構造の重要性　84

第Ⅱ部　医療現場ではたらく心理士の仕事

第4章　心理士の職務

4-1　初診時の職務（インテーク）……………89
　1 インテークとは　89
　2 医療機関で求められるインテーク　90

3　病歴聴取の実際　91
　　　(1)　事　例　91
　　　(2)　除外診断を念頭にインテークを組み立てる　93
　　　(3)　カルテの記載　94

4-2　診断への協力……………96
　　1　生活史の聴取　96
　　　(1)　生活状況を経時的に把握する作業　96
　　　(2)　生活史聴取の実際　97
　　　(3)　治療を支える心的資源を査定する　99
　　2　心理検査　100
　　　(1)　実施の前に　100
　　　(2)　心理検査の実施　101
　　　(3)　報告書の作成　102
　　　(4)　患者さんへの所見伝達　103
　　　(5)　事　例　104
　　3　見立て　107
　　　(1)　症候学的診断と力動的診断　107
　　　(2)　総合所見　108
　　　(3)　所見の検討＝見立て　109

4-3　治療への協力……………112
　　1　導入面接　112
　　　(1)　治療への動機づけ　112
　　　(2)　患者さんに安心感を与える　113
　　　(3)　患者さんへの説明　114
　　　(4)　治療者と患者さんの協力関係　116
　　2　心理療法　117

(1) 面接を始める前に　117
　　　(2) 初回面接　118
　　　(3) 治療契約　119
　　　(4) 面接初期　120
　　　(5) 面接中期　121
　　　(6) 終結・中断　121
　　　(7) 事　例　122
　　3　家族面接　125
　　　(1) 家族と会う意味　125
　　　(2) 家族力動の見立て　126
　　　(3) さまざまな家族面接　128
　　　(4) 見立ての大切さ　132
　　4　ソーシャル・ワーク　133
　　　(1) その価値観と方法論　133
　　　(2) 障害の捉え方　134
　　　(3) 援助の捉え方　135
　　　(4) ソーシャル・ワークと臨床心理学　137
　　　(5) 必要な知識と態度　138
　　　(6) 心理士が行なうソーシャル・ワーク　140
　　　(7) 心理臨床とソーシャル・ワーク　141
　　5　緩和ケア　147
　　　(1) 緩和ケアとは　147
　　　(2) 援助の基本的態度と技法　147
　　　(3) 事　例　151
　　　(4) 事例から学ぶこと　153

4-4　リハビリテーションへの協力　155
　　1　デイケア　155

　　　　(1)　デイケアとは　155
　　　　(2)　個人心理療法とデイケアでのかかわりの違い　156
　　　　(3)　スタッフとメンバーの交流　157
　　　　(4)　風人さんとのエピソード　161
　　　　(5)　「遊ぶこと」を守るために必要なデイケアの舞台　164
　　　　(6)　「自分の人生を生きる」ために必要なデイケアの舞台　166
　　　　(7)　リハビリテーションとしての「遊ぶこと」　170
　　2　SST　172
　　　　(1)　SSTで採用されるモデル　172
　　　　(2)　介入技法　172
　　　　(3)　EE研究と対人関係スキル　173
　　　　(4)　補足　174

第5章　心理士の連携

5-1　他職種や仲間との連携　178

　　1　医師との連携　178
　　　　(1)　さまざまな連携とA-Tスプリット　178
　　　　(2)　心理検査　180
　　　　(3)　インテーク　180
　　　　(4)　心理療法　182
　　　　(5)　「秘密を守ること」と「連携」　183
　　　　(6)　「面接室」にこもらない　183
　　2　看護師との連携　184
　　　　(1)　看護師とは　184
　　　　(2)　安楽に闘病生活を送れるように支える　185
　　　　(3)　看護師の業務　185
　　　　(4)　看護師への評価　187
　　　　(5)　連携のポイント　188

3 精神保健福祉士との連携 191
     (1) 精神保健福祉士とは 191
     (2) 連携のポイント 192
   4 受付との連携 194
     (1) 役割分担を明確にする 194
     (2) 心理士独自のやり方を説明する 195
     (3) 基本ルールをつくる 196
     (4) 連携のポイント 198
   5 仲間である心理士との連携 198
     (1) 新人心理士の失敗から学ぶ5つのこと 198
     (2) 連携のポイント 202
   6 ケースカンファレンス 202
     (1) ケースカンファレンスとは 202
     (2) ケースカンファレンスの実例 203
     (3) 職場内のカンファレンスの意義と問題点 206

5-2　外部機関との連携……………208

   1 教育臨床 208
     (1) 教育相談とは 208
     (2) スクールカウンセリング 209
     (3) 教育相談センターの心理臨床 211
     (4) 医療と教育の橋渡しのために 213
   2 産業領域 215
     (1) 組織の現状を理解する 215
     (2) 連携の意義を吟味する 216
     (3) 事　例 216
     (4) 心理士としての説明と判断力 220

3　司法領域　221
　　　(1)　患者さんと家庭裁判所のかかわり　221
　　　(2)　3つの事例から学ぶこと　225

第6章　心理士の研修

6-1　事例検討会 ……………227
　1　事例検討会とは　227
　2　役立つポイント　228
　　　(1)　事前準備での気づき　228
　　　(2)　治療過程の検討　229
　　　(3)　多様な視点　229
　　　(4)　安心感を得る　230
　　　(5)　検討会後の気づき　230
　3　注意するポイント　231
　　　(1)　1つの正解を求めない　231
　　　(2)　他者の考えを尊重する　231
　　　(3)　自分の考えを尊重する　232

6-2　スーパービジョン ……………233
　1　スーパービジョンとは　233
　2　役立つポイント　233
　　　(1)　治療を共有する　233
　　　(2)　治療の実際を学ぶ　234
　　　(3)　心理士のありようを学ぶ　234
　　　(4)　患者さんの立場を体験する　235
　3　注意するポイント　235
　　　(1)　スーパービジョンを怖れない　235
　　　(2)　スーパーバイザーに合わせすぎない　236

付録　実習の手引き

　　まえがき　237
　1　基本の基本　238
　　　(1)　マナー　238
　　　(2)　服装・外見について　239
　2　医療機関を知ろう　240
　　　(1)　どんな人がいるの？　241
　　　(2)　医療機関のお金のはなし　242
　3　実践！　病院臨床　243
　　　(1)　カルテを読もう〈専門用語集〉　243
　　　(2)　薬をおぼえよう　243
　　　(3)　情報管理について　244
　　　(4)　チームでの仕事の仕方　244
　　おわりに　245
　　　表1　専門用語集　246
　　　表2　主要薬物一覧　247
　　　別表　主要薬物一覧・逆引きインデックス　250

　あとがき　253

　執筆者一覧　254

第Ⅰ部

医療心理臨床をめざす人たちへ

第1章

医療心理士への期待

1　医療現場からの要請

　病院やクリニックなど、医療の各領域において、心理士への期待が今日ほど高まったことはない。精神科など、こころを直接扱う領域だけでなく、内科や小児科など身体の病気を扱う領域でも、こころと身体の両面から治療に当たることが大切なのはいうまでもない。外科においても、癌などの重い病気に罹った人たちに対しては、こころを慰め、生きる希望を再び見いだしていただくためにも、心理士の活躍が大いに期待されるのである。
　しかし、現在、医療領域で活躍している心理士の数は、あまりに少なすぎる。以前はもっと多かったのだが、医療制度の改革が進まないせいで、心理士が退職すると不採算を理由に次の心理士を雇わない施設がふえてしまったのである。しかし、病む人たちのことを思えば、このような状況が放置されてよいわけはない。近いうちに必ず医療制度が改革され、その中での心理士の位置と役割が明確化される日が来るに違いない。現に臨床心理士が医療現場にいかに必要とされ、実際にどれほど活躍しているかは、本書の各章を読めば明らかである。現場で強く求められている医療心理士への道を、若い人たちに諦めずに粘り強くめざして欲しい。精神科領域に限ってみても、心を病む人たちの治療は、医者だけでできるものではない。心理士のきめ細かな援助なしでは、治療は半端なものにならざるをえない。医師だけの治療に片寄っている医療の現状を正すためにも、心理士の参加が強く望まれているの

である。

　以上の点についてさらにくわしく述べる前に、まず心理臨床家の携わる職域と業務に触れておこう。

2　心理士の仕事

　心理臨床家を必要とする職域は、現在、きわめて多様であり、その数も多い。心を病む人たちのためだけでなく、健康の保持と増進のためにも、心理士への要請が高まっている。さらに、職業選択や、育児の相談、非行児や犯罪者の生活歴や性格の査定など、その職域は広まる一方である。

　それらをまとめると、心理士の職域は、ほぼ4つに分類できる。

　第1は、教育分野の仕事である。不登校やいじめ、非行など、各種の学校問題の多発につれて、各地の中学や高校で、学校カウンセラーを置く所が増えている。大学の保健管理センターや心理相談室でも、学生だけでなく一般の児童や生徒を対象としたカウンセリングが行なわれている。今後、教育分野で心理臨床家の活躍する場はますます多くなっていくだろう。

　第2は、会社や工場など、一般企業の分野である。中高年のうつ病の増加にみられるように、企業の内部には種々の悩みが渦巻いている。不慣れな職場への配置転換、上司の無理解、中間管理職としての迷い、同僚との競争、その他、職場の人間関係にまつわるたくさんの悩みがある。それらの悩みから解放されるためにも、心理的な相談やカウンセリングが欠かせない。現在、企業内部に健康相談室やカウンセリング・ルームをそなえるところが多くなったが、この傾向は今後いっそう強まっていくと思われる。

　第3は、司法の分野である。家庭裁判所や少年鑑別所、少年院などでは、非行少年の調査やカウンセリングのために、心理臨床家を求めている。少年の家庭状況の調査、親の相談指導、少年の措置決定に際しての資料収集と意見提出など、その業務は重い。

　第4は、医療の分野である。総合病院の精神科や小児科や心療内科、精神科病院、小児病院、癌などのターミナル・ケアに従事する病棟など。その他、各地の精神保健福祉センター、保健所、児童相談所、教育相談センターでも、

心理検査やカウンセリングの担当者として、心理士が働いている。

3　心理臨床の歴史

　心理学の歴史は古く、19世紀後半にさかのぼる。それに比し、臨床心理学の歴史は新しく、1920年前後、アメリカで、兵士採用のための神経症傾向の調査や知能検査など、心理的評価の方法として発展した。その後、S・フロイトの弟子たちがユダヤ人迫害を逃れてアメリカに亡命したことや、C・R・ロジャーズによる「来談者中心療法」の確立などが、第二次大戦後の心理療法の発展を準備した。とくに第二次大戦後、退役軍人の中に多数の神経症患者が出たことも、カウンセリングに対する社会的要請を著しく高めたといわれている。

　このように、心理的評価と心理療法を二本の柱とし、心身を病む人びとをどうしたら援助できるか、という問いの中から出発した臨床心理学が、わが国で広く認められはじめたのは、1950年代になってからである。

　ここで私の経験について、少し触れておこう。私が大学病院の精神科医局に入局した1965年当時、精神科にはいわゆる生物系の神経解剖学、電気生理学、薬理学、神経培養学などと並んで、臨床心理学研究室が小比木啓吾先生を中心に活発に活動していた。臨床心理学研究室では、馬場禮子先生のほか数名の助手たちが若い研究生の指導に当たっていた。毎年春には、各大学の心理学科を卒業した10名ほどの若い研究生たちが新たに加わり、昼間の病院の仕事のあと、夜遅くまで熱心に臨床心理の研究会をつづけていた。

　２年ほどの研究期間が済むと、心理研究生たちはそれぞれ関連病院やクリニックに就職していったが、当時は病院経営も今より楽で、院長さんたちも鷹揚な方々が多かったのだろう。心理士の就職はむずかしくなかった。

　実際、私がパート勤務していたＳ病院（院長斎藤茂太氏）でも、お願いするとすぐに３人の心理士を雇ってくださった。３人とも、心理検査や心理療法、子どもの遊戯療法、さらには退院患者のデイケアや作業療法を担当し、患者さんの治療上、どれほど役に立ったか測り知れないものがあった。

　しかしその後、医療制度の悪さと医療経済の逼迫のため、心理士を雇う病

院が減っていった。臨床心理士の国家資格が認められていないため、心理士がいくら働いても医療行為として認定されず、診療報酬が得られずに、病院としては赤字が累積していった。

　にもかかわらず、私のいたＳ病院では、院長の暖い態度はまったく変わらなかった。私なども午後のほとんどの時間、１回50分の無料に近い心理療法を、30年余にわたってつづけることができた。このような行為は、院長の深い理解なしには不可能なことであって、私は実に恵まれた、全国でもほとんど類を見ない病院で働けたといえるだろう。

　いずれにせよ現在では、心理士に対する切実な需要はあるのだが、国家資格がつくられていないせいで、病院側は財政負担を恐れて心理士を雇おうとしない。私のいた大学の精神科教室でも、かつてのような活発な心理士養成はすでにやめていると聞いた。いまでは心理士のいない精神科病院やクリニックのほうが、はるかに多くなっているのではないか。これではわが国の精神科医療の質がどんどん下がるばかりである。

　このままでよいはずがない。では、どうしたらよいのか。まず医療と心理学の関係から考えてみよう。

4　医療と心理学

　精神医学と心理学の関係は、実はそれほど簡単ではない。むしろ、たえず反発と抗争を繰り返してきたのが実態である。

　19世紀前半は、催眠療法など心理的な治療技法が優勢であったと記憶されているが、19世紀後半に入り、化学や物理学が発達すると、脳の形態学や生理学など生物学的研究に基礎を置く精神医学が〝科学的〟としてもてはやされるようになった。精神分析を創始したＳ・フロイトも、そのような風潮の中で最初は神経解剖学者として出発したが、フランス留学やヒステリー患者との出会いを通して無意識を発見し、心の深層心理学的研究の道を歩み出したのであった。フロイトの影響は大きく、その思想と分析技法は急速に各国に広まった。しかし、それに対する生物学派（器質論者ともいう）からの反論や抵抗は激しいものがあった。

精神病理学の泰斗K・ヤスパースがフロイトを嫌い、精神分析を擬似了解の学として非難したのは有名である。このような傾向はその後も長くつづき、私が留学したゲッティンゲン大学のマイヤー教授は、「1960年代になってもまだ、大学の精神科では、精神分析の勉強をしようと思うと教授に隠れてするしかなかった」と語っていた。教授に知れようものなら、大学に留まっていられなかったというのである。

　このような状況は、わが国でも第二次大戦後までつづき、精神医学の研究と治療はもっぱら生物学的な器質論に基づいていた。しかし、私が精神科に入った当時は、前述したように生物学的な精神医学と、心理学的な精神医学が共に手を取り合い、たがいに刺戟を与え合いながら研究と臨床に携っていた。これは、当時の主任教授三浦岱栄先生の学問的立場が、フランスのE・エイと同じ「器質力動論」（人間のこころを生物学と心理学の双方から、総合的に考えようとする立場）に立っていたからと思われる。

　しかし、このような生物学と心理学の蜜月時代は、そう長くはつづかなかった。1980年頃を境にして、精神医学界全般が生物学へと大きく傾き出したからである。その原因は単純ではないが、まず第1に脳の生化学的研究が進歩し、こころの異常現象が脳内神経伝達物質（ドーパミンやセロトニンなど）の増減によって実証可能になったことがあげられる。学生時代に人体の構造とその働きを中心に学び、科学的実証主義に慣れた若い医師たちが、生理学的・化学的研究に惹かれるのは無理もない。かくして医学部を出てから、あえてこむずかしい心理学を学ぼうとする医師が減ってしまったのは、むしろ当然のことであった。

　第2は、医療制度の不備で、心理療法や心理テストの報酬が、不当に低く抑えられていることである。そのため、心理療法など、やればやるほど病院の赤字はふえてしまう。経済的余裕のあるころは、それでも志のある病院では心理療法を活発にやっていたが、経済情勢の悪化によってそれもできなくなってしまった。

　第3に、医療心理士が国家資格として未だに認められていないことがある。そのため、病院で心理士がいくら働いても、医療行為とは認められず、診療報酬と結びつかない。病院経営者にとっては、心理士は赤字を生む存在でし

かない。こうして心理士は病院から次々に姿を消していったのである。

　その結果、医療の現場はどうなっているか。医師は診断やそれに応じたクスリの処方に徹し、厄介なこころの問題は心理士にまかせようとする。しかし、患者さんの悩みを受けとめ、それに応えるだけの心理士の数は、圧倒的に不足している。かくして、「悩みを聞いて欲しいのに、何も聞いてもらえない」という患者さんたちの嘆きは、つのる一方である。

　ここで、私は1人の患者さんを思い出す。彼女はさまざまの不幸が重なって生きる希望を失い、友人に伴われてある大学の精神科を受診した。初診担当医は彼女の訴えを15分ほど聞いてくれたが、その間、一度も彼女の顔を見ずに、パソコンの画面だけ見てキィボードに症状を打ちこみつづけ、最後にポンと処方箋を弾き出して渡してよこしたという。「あんなところには二度と行きたくありません」と彼女は嘆いていたが、これは極端な例であるにしても、患者さんを人間として見ずに、単なる症状の集まりとしてしか見ない医師がふえているのは事実である。精神科医療において、このようなことは本来あってはならないことである。

5　医療心理士への期待

　精神科医療においては、患者さんを単に身体や脳を病むだけでなく、こころを病む人として、また社会の中で種々のストレスに悩む人として、全体的にとらえることが大切である。しかし、すでに述べたように、生物医学の進歩のために、また伝統的に生物学に偏向した医学教育のために、さらに医療制度や医療心理士の国家資格の未成立のために、生物学的視点からだけ患者さんをみる治療者がふえている。生物学視点はもちろん大切だが、人間をみるためにはそれだけでは不十分である。だれにもいえぬ悩みを抱え、重い経験の集積に苦しみ、日々の人間関係の葛藤に悩む人間のこころの苦悩に聞き入り、その解決に役立つためには、心理学的視点を備えた治療者の存在が不可欠である。精神科医療においては、生物学的視点と心理学的視点が車の両輪のごとく、共に大切なのである。

　そこに、私たちが医療心理士に期待する大きな理由がある。医学教育に大

きな変化は期待すべくもないが、医療制度は遠からず変わって、心理療法などは医療の大切な技法として正しく評価されるようになるだろう。また、医療心理士の国家資格化が実現し、心理士の仕事が医療行為として正当に評価される日も、そう遠くはないと思われる。

　これらが実現した暁には、精神科病院や精神科クリニック、心療内科などでこぞって医療心理士を採用し、患者さんにとって真に望ましい医療が展開されるに違いない。

　私は臨床心理学を学ぶ皆さんが、一見暗い現状にめげずに、そのような日の近いことを信じて、着実に日々の勉学に励んでくださることを期待している。わが国の精神科医療を豊かで人間的なものにするのは、まさしく皆さんの努力にかかっているのである。

（馬場　謙一）

第2章

医療現場と関連施設の紹介

　こんにちでは、精神科や心療内科をはじめ、リエゾンと呼ばれる身体と心理の両面から患者さんをケアしようとする領域でも、心理士が活躍している。しかし、心理士の活躍の場というと、やはり精神科領域が圧倒的に多い。みなさんが医療機関で実習体験をもつ場合も、ほとんどは精神科領域となるだろう。

　そこで、本章では、精神科医療機関とその関連施設について、簡単な紹介を試みる。与えられた紙数と私の力量から、ここでの記述はあまりに不十分であるので、章末に付したブックリスト、および推奨資料へも目を通すことをお勧めしたい。基本的に、インターネットの利用など、みなさんの経済的負担が少なく済むよう工夫してリストアップしておいた。

1　医療機関の種別

　一般の人にとって、医療を受ける場はすべて「病院」と思われるかもしれない。なかには、小さな診療所を「病院」と呼んでいる人もいる。しかし、これらには意味的な違いがあるので、混乱を防ぐために、まずそこから話をはじめる。

　「病院」とは、20人以上の患者の入院設備をもっている医療機関のことを指し、19人以下の入院設備をもっているか、まったく入院設備をもたない医療機関のことは「診療所」と呼ぶ。これは医療法上の規定である。

　関連して、一般によく用いられている名称として「医院」「クリニック」

があるが、これらには法的な規定はない。したがって、病院であっても診療所であっても、「医院」または「クリニック」と呼称することは可能である。ただし、一般的に「クリニック」という場合は「診療所」であることが多い。本書中、他の箇所での記載も「クリニック」とあれば診療所のこととイメージしてもらってよい。

　医療機関の種別に関連して、次の用語も紹介しておこう。「一次～三次医療圏」および「一次～三次救急医療」である。これらの概念は現場での重要性がそれほど高くないので、ここでは言葉の紹介だけにとどめるが、ネットなどで調べてみてほしい。とくに後者は、精神科救急医療と関連してくるので、心理士の守備範囲を超えてしまうかもしれないが、広く精神保健福祉の基礎知識として覚えておいてほしい。

　ちなみに、東京都の場合には「ひまわり」(東京都保健医療情報センター)内に「精神科情報センター」が設置され、警察その他の関係機関や、患者さん・家族からの連絡に対応している。センター内のスタッフは精神保健福祉士などの有資格者であり、連絡を受けたのち、救急度に応じて対応する医療機関への振り分け(「トリアージ」と呼ぶ)を行なっている。

2　精神科病院への入院形態

　容易に想像されるであろうが、精神疾患によって入院する場合、必ずしも患者さん本人が入院に同意しているとはかぎらない。「おかしいのは親のほうだ」といった主張も珍しくない。そうした事情もあり、精神科病院での入院には表2-1のような種別がある。

　表中の「精神保健指定医」とは、精神科医師のうち5年以上の経験をもち、かつ講習の受講、所定のレポート提出などを経て認定された医師のことである。「精神保健及び精神障害者福祉に関する法律」(一般に「精神保健福祉法」と呼ばれる)の18条に規定されている。

　また、「保護者」に関しても精神保健福祉法中に規定されており、患者さん本人に身寄りがいない場合や、保護者としての責務をまっとうできない状態にあるときには、市町村長が保護者となることが定められている。

表2-1　精神科病院での入院形態

任意入院	本人の意思によって入院するもの。
医療保護入院	入院が必要な病状であるにもかかわらず、本人には入院の意思がない場合に、患者の保護者の同意によって行なわれる強制入院。「精神保健指定医」の資格を持つ医師（1名）による診察が必要。
措置入院	自傷他害（自分や他者を傷つける）の恐れがある者について、「精神保健指定医」2名による診察の結果、精神疾患であること、入院の必要があることが認められた場合に、県知事または政令指定都市の市長の命令により行なわれる強制入院。
応急入院	入院が必要な病状にあるにもかかわらず、本人に入院の意思はなく、保護者の同意もすぐに取り付けられない場合に、72時間に限って入院させる強制入院。精神保健指定医1名の診察が必要。
緊急措置入院	措置入院の要件に相当するものの、精神保健指定医2名による診察が確保できない場合に、1名の精神保健指定医の診察をもって入院させるもの。72時間を限度とする。

　表中に「72時間」といった限定が付いているものがあるが、実際には、その時間で退院となることは少なく、必要な手続きを揃えて他の入院形態に移行することがほとんどである（例：応急入院後、72時間以内に保護者の同意を取り付け、医療保護入院として入院を継続するなど）。

3　精神科病院の病棟と病室

　診療所の場合、身体の診療を行なう一般科と精神科の違いはさほど見られない。しかし、病院の入院施設（病棟および病室）に関しては、一般科のそれとはずいぶん違いがある。
　病棟の区分けの仕方には数種類あるが、まず目をひくのは、施錠されているか否かであろう。施錠されていない病棟を「開放病棟」、施錠されている病棟を「閉鎖病棟」と呼ぶ。
　入院形態について述べたように、精神科病院の場合、強制入院を受け入れる場合がある。自由に外出できたのでは強制入院が維持できるはずもない。当然、強制入院のための病棟は施錠されている。なお、病状が落ち着いてきた患者さんの場合、条件を設定して外出を認めることもある（例：院内のみ

外出可、など)。

　施錠による分け方のほかに、疾病の種別や病状で病棟を分ける場合もある。たとえば、アルコール依存症の人ばかりが入院している病棟や、認知症の高齢者ばかりを集めている病棟などである。また、精神症状が激しいときなどに入る「急性期病棟」、病状的には落ち着き、社会復帰をめざした人たちが入院している「社会復帰病棟」といった分け方もある。

　病棟に鍵がかけられているだけでなく、なかには個室単位で鍵がかけられている部屋もある。「隔離室」もしくは「保護室」と呼ばれる部屋である。1室の中にトイレも設置され、小窓から食事などを出し入れできる構造になっているものが多い。かつては鉄格子を用いた部屋も多くあったが、見た目の印象も悪いことから、強化プラスチックのような素材を用いる傾向にある。

　なお、アメリカ映画などでは、一面真っ白なクッション部材で覆われた部屋の中に登場人物が入れられるシーンがあるが、私自身はそのような隔離室を日本で見たことはない。しかし、高齢者を対象とした一部の特別養護施設ではそうした部屋もあると聞く。また精神科病床においても、木目模様のクッション部材を用いるなど、見た目も意識した隔離室が作られはじめているということである。グーグル（Google）の画像検索を用いて「隔離室」と入力すれば、新旧さまざまの隔離室の画像が見られる（ただし、精神科医療とは関係のない、司法関連の隔離室も出てきてしまうので注意してほしい。また、初めて目にする読者にとっては、少々刺激が強いかもしれないことも、お断りしておく）。

　隔離室のほかは、一般科の病院と同様、4〜6人程度の病室がほとんどを占める。隔離室ではない、通常の個室が設置されている場合もあるが、多くはない。就労の困難性など、精神障害の特性のために、患者さん本人や家族には経済的な余力が乏しい場合が多いので、相応の差額料金がかかる個室は使いづらいからである。一方で、非常に多くの患者さんを一堂に集めた、いわゆる"たこ部屋"状態となった病室も見たことがあるが、これもいまは一般的ではない。4〜6人部屋を主として、数床の隔離室を置いているのが、こんにちの一般的な精神科病棟の姿であろう。

4　協働する専門職

　医療機関には、多様な専門職が集まり、協働している。医師、看護師（准看護師）、介護福祉士、ソーシャル・ワーカー、心理士、作業療法士、理学療法士、言語聴覚士、栄養士、臨床検査技師、レントゲン技師、事務職員等々である。そのうちのいくつかは、のちにもう少し詳しく触れる。
　職位も複雑である。医師関連としては、病院全体を統括する院長は当然として、それを補佐する副院長、医師をとりまとめる医局長などが置かれている病院が多い。
　事務方は事務長をトップとして、他に数人の事務員が置かれることが多いが、病院によってかなり違いが大きい。私の勤務した病院のなかには、事務長の上に事務部長という職位が置かれていたところもあった。病棟の事務に専念するクラークと呼ばれる人たちもいる。
　看護部門も、規模などに応じてかなり違いがある。一般的なのは、看護部長をトップに、看護副部長、各病棟の看護師長、副師長、主任、副主任といった序列であろうか。師長の代わりに課長とするところもあり、一様ではない。介護系の職員に関しては、看護部門の責任者が統括していることが多い。そのほか、資格という面では何も有しないが看護部門に所属する人たちもおり、看護補助、看護助手といった呼称で呼ばれている。
　ソーシャル・ワーカーや心理士の扱いも、病院によって異なる。人数が少ないところでは医局の所属とされているところもあるし、大所帯のところでは別に相談部門として独立しているところもある。所属だけでなく、業務内容にもかなり違いがあり、なかにはかなりの程度、雑務を請け負わされている心理士も少なくない。
　作業療法士（Occupational Therapist；OT）は、精神科デイケアで中心的な役割を果たしている。近年、精神科においてもリハビリテーションに力が注がれていることから、非常に注目されている職種の1つである。

5　関連施設

　一般的には、病院は疾病や傷病を治す場である。逆にいえば、治療によって回復が期待されるものが疾病や傷病であって、回復することなく状態が固定したものは障害と呼ばれる。

　身体の例を挙げてみよう。地雷で足を失う子どもたちがいる。この場合、止血をしたり、傷口を縫合したりといった行為は治療である。血が止まり、傷口がふさがることを期待しての治療である。その後、足が失われた状態は固定するが、その状態は疾病とは呼ばず、障害と呼ばれる。一般に、疾病や傷病は医療の対象であり、障害は福祉の対象とされる。

　ところが、脳の病気である精神病は、一面では確かに医療の対象であるものの、反面では他者の支援を要する状態に固定しやすいという意味で、障害としての性質ももつ。ゆえに、精神障害と呼ばれるわけである。疾病であり、同時に障害でもある精神病に対しては、医療機関による治療だけで十分な援助を果たすことはできない。並行して、福祉的な手立てが必要不可欠となる。

　日本の場合、精神障害者に対する福祉的手立ては、長い間、立ち遅れてきたとされる。こんにちでもなお、あまりに不十分であるとする声が少なくない。しかし、国際的な批判を受けたこともあり、少しずつではあるが、人的・物的・法的な体制が整えられてきている。紆余曲折を経て、現在のところ、この取り組みの骨格となっているのは「障害者自立支援法」である（ただし、平成22年3月末現在、この障害者自立支援法も廃止の方向で検討されている。法制度は変更されつづけていくため、学習者にとって苦痛であろうが、概要だけでも押さえておいてほしい）。

　障害者自立支援法でのサービス体系は、大きく2つに分けて捉えることができる。「自立支援給付」と「地域生活支援事業」である。このうち「自立支援給付」はさらに2つに分けられ、「介護給付」と「訓練等給付」からなる（表2-2）。

　表2-2では、障害者自立支援法で整理されている福祉サービスのうち、とくに精神保健福祉領域と結びつきの強いものだけを挙げている。個々のサー

表2-2　自立支援法のサービス体系

自立支援給付	
介護給付	・ショートステイ ・共同生活介護（ケアホーム）　など
訓練等給付	・共同生活援助（グループホーム）　など
地域生活支援事業	・地域活動支援センター ・福祉ホーム　など

ビス内容について説明する紙数がないため、詳細は章末に挙げた資料などにあたってもらいたい。

　なお、「給付」という言葉があるが、これは金銭の支給のことではない。一般的には「給付」とは金品の支給を指し、とくに物品を渡す場合には「現物給付」と呼ぶが、保険分野では「サービス」という行為の提供も「現物給付」のうちに含まれている。上記表中の「給付」もそうした意味であり、利用料を支給するという意味ではない。

　障害者自立支援法では、身体障害・知的障害・精神障害の3障害をまとめてカヴァーしようとしているため、全体のサービス項目は数多く挙げられていても、精神障害者が実際に利用できるサービスは少ないといった声もある。また、同法以前からあるサービスも資本を投下して整備されたものであり、新サービスへの移行をはかりたくても追加の資本投下を要するなど、現場ではなかなかむずかしい問題を抱えている。さまざまな議論があるが、現場に出たときにみなさんの目で見て、考えてみてほしい。

　さて、以上は障害者自立支援法に基づいた関連施設およびサービス類であるが、他にも医療領域と関連のある施設・機関や、活動などは多い。以下、障害者自立支援法とは別系統のものを中心に挙げよう（表2-3）。

　紙数の制約から主なものだけを挙げているが、なかでもとくに触れておく必要のあるのはデイケアである。第4章に詳しい記述があるので、ぜひ参考にしてもらいたい。

　なお、表中には収めきれなかったが、「IPS」「ACT」「べてるの家」「クラブハウス」といった項目についても、調べて学習しておくとよいだろ

表2-3　社会資源一覧

	治療やリハビリに関して	日常生活・経済的な問題に関して	仕事に関して	子ども・家庭問題に関して
利用できる機関	病院・診療所・デイケア 保健所 精神保健福祉センター	地域活動支援センター 発達障害者支援センター 社会復帰支援施設 市役所（障害福祉課） 福祉事務所	ハローワーク（障害者相談窓口） 障害者職業センター 障害者就業・生活支援センター 作業所	児童相談所 教育相談所 子ども家庭支援センター 女性相談センター（DV問題など）
利用できる制度・サービス	障害者自立支援法による治療費負担 訪問看護・訪問指導 救急システム (例：東京都では「精神科情報センター」)	上記各所での相談事業 グループホーム ケアホーム ショートステイ 傷病手当、障害年金 生活保護 母子手当 その他の社会制度	リワーク支援 失業給付 法定雇用率（現在は1.8％） 事業所への助成措置	児童養護施設 特別支援学級 DVシェルター DV法（保護命令等）
その他	AA、断酒会 その他の自助グループ （例：EA）	ホームヘルプサービス 児童・民生委員	ジョブ・コーチ 障害者職業生活相談員 EAP キャリア・コンサルタント	養護教諭 スクール・カウンセラー メンタル・フレンド 児童・民生委員 保護司

う。

　1点だけ、蛇足を聞いてほしい。一読して「こんなにたくさんあるのか」と思い、戸惑いはしなかったであろうか？　すべてを調べて覚える学習熱心さはもちろん、大切である。しかしそれ以上に、その戸惑いを覚えておいてほしい。多くの患者さんとその家族もまた、同様に戸惑っているからである。心理士はソーシャル・ワーカーではない。社会資源のすべてに明るくなるこ

とよりも、まずは患者さんや家族の戸惑いにていねいにかかわれることが必要であろう。みなさんが感じた戸惑いは、そのための大事な体験だと思う。

[参考文献]
東京都福祉保健局「障害者自立支援法のサービスの利用について」(平成20年7月, 緊急措置対応版) 東京都福祉保健局, 2009年, 16-17頁
東京都福祉保健局のWebサイト中,「障害者自立支援法パンフレット」のページ (URL：http://www.fukushihoken.metro.tokyo.jp/shougai/shogai/panf/index.html) に3分割されたかたちでPDFファイルがアップされている.

（福森　高洋）

[もっと詳しく学ぶためのブックリスト]
東京都福祉保健局総務部総務課編「社会福祉の手引」東京都生活文化局広報広聴部広聴管理課, 2009年
埜崎健治他「特集　地域における自立支援再考」臨床心理学9巻5号 (2009年), 金剛出版
高齢・障害者雇用支援機構 URL：http://www.jeed.or.jp/index.html
こころの耳 URL：http://kokoro.mhlw.go.jp/index.html

第3章

医療現場で求められる知識

　心理士として医療現場に入る以上、臨床心理学はもちろん、それに関連する知識は"必修科目"といえる。具体的には、異常心理学、発達心理学、精神疾患の知識と、心理査定や心理療法についての素養である。また、心理士であっても薬物療法の基本的な知識は欠かせない。本章では、これらについて紹介する。

3-1　異常心理学の知識

1　こころの正常と異常

　異常心理学は、こころの異常現象の諸相とその成り立ちの解明を目的とするもので、精神病理学とほぼ同じ意味をもっている。こころの病いをもつ人びとに出会う現場をめざす者にとって、その本質を理解するために重要な学問といえる。
　そもそも、こころが正常であるとか、異常であるとはどういうことだろうか。まず、こころを捉えるさいには「表情、態度、言葉など、外部に表出されたものを手がかりにして、自らの主観に信頼して判断を下さざるを得ない」(馬場, 2004) わけで、そのこころというものが正常であるか異常であるか、その区別となると、さらにむずかしいことになる。こころが異常である

と判断する絶対的基準はないため、「異常」とは「正常でない」(abnormal；normalからの逸脱)状態ということになる。

しかし、「異常心理学」を追究するために、相対的な基準が定められている。馬場(2004)によると、正常性を決める相対的な基準とは「大多数の人々の占める一般的な範囲内にあること」である。一般的な常識からはずれた言動が異常だと判断されることになるのだが、この判断基準は、個人的な主観、行動の準拠枠、社会規範、時代背景などによって異なる、相対的なものであるとされる。

山崎(1987)は、正常と異常について以下のように要約している。
ⅰ) ある事実、現象に対する価値づけにちがいない。
ⅱ) 両者の間に、明確な境界線があるわけではなく、連続的なものである。
ⅲ) そして、両者は、同一直線上の両極をあらわす概念として考えられ、一方が正常の極なら、他方は異常の極ということになる。
ⅳ) 異常と正常の判定の基準となる絶対的な尺度はない。それは評価する対象、場所、時、状況などにより変化してくる。
ⅴ) 最終的な判定は、その評価されるべき事柄・現象に、直接、関係のある当事者が決定する。その場合、絶対多数の評価を正常とするのが普通で、少数意見は異常とされることが多い。

また、こころに異常性があっても、イコール「こころの病い」というわけではない。こころの病いといわれるには、「その異常性のために自ら苦しんでいる」こと、あるいは自らは苦しんでいないが「その異常性のために周囲を苦しめる」という条件が必要である。

前述のように、正常と異常との間には明確な境界線があるわけではない。馬場(2004)は「現代人の心には、正常に見える外見と裏腹に、異常なもの、病的なものの芽が潜んでおり、状況次第でそれが表面に現れかねないことが推測される。もしそうだとすると、正常と異常、健康と病を区別して、それらの境界を求めることに、どれほどの意義があるだろうか」と述べている。「こころ」にかかわる仕事をする、またはしようとしているわれわれは、だ

れしもがもつ「異常性」を理解し、自らをも見つめていくことが重要なのである。

2 異常心理現象

さて、異常心理現象に目を向けてみると、それらを挙げるだけで1冊の本となるほどの内容になってしまう。そこで、本節では「異常心理現象の諸相」（村上，1979）の中から、心理士としてとくに注意して理解しておくべき事項を取り上げて解説するにとどめ、さらに、神経症の中心的症状である「不安」、そして統合失調症の中心症状である「幻覚」「妄想」についてやや詳しく取り上げることとする。

(1) 欲求・意志・行動の異常
①強　迫

強迫現象には、強迫観念（obsession；ある考えが、本人の意志に反して繰り返し頭に浮かんできて、抑えようとしても抑えられない。しかも、その考えは不合理で無意味なものであると本人も十分意識していてバカげていると思うのに、とめることができない。無理に考えまいとすると、不安や不快感に襲われてしまう）や強迫行動（compulsion；強迫観念のために抑えられずに繰り返してしまう行為）などがある。

強迫観念は、その考えが不合理で無意味、誤っていると思いながらも抑えられない状態であるのに対し、のちに詳述する妄想は、誤った判断に対する確信であり、精神病的なものである。

②昏　迷

昏迷（stupor）とは、いっさいの自発行動がなくなり、極端になれば、ベッドに寝たきりで食事もせず、外部からの刺激にもまったく反応しなくなる状態である。意識は明瞭で、外部の事情をよく認識していることが多い。

③緊張病性症状群（カタレプシー・反響言語・拒絶症・常同症）

カタレプシー（catalepsy）とは、昏迷状態で自発的行動ができなくなっているために、肢体を動かされて一定の姿勢をとらされると、ずっとその姿勢

のまま、というものである。

反響言語とは、自発的な意志がなくなっているために他からの刺激を機械的に受け入れる、というものである。短い単語や文章を大声でいうと、そのとおりに繰り返すなどである。

拒絶症とは、外部からの命令や他動的な運動に、機械的・衝動的に反抗する症状である。たとえば、昏迷状態にある患者の手を動かそうとすると、緊張と抵抗が感じられることが多いなどである。

常同症とは、無意味な動作を機械的に繰り返すことである。元来は意味のある一定の動作（幻聴を少なくするための手や首をふる動作など）が機械的になり、単純化したものである。

(2) 感情の異常

①憂鬱状態と躁状態

代表的な感情の異常である。憂鬱状態は、軽度なものは周囲に対する関心が減り、動作が不活発になって自信がなくなるという程度である。やがて重くなると、深い悲しみを感じ、何を見ても涙もろくなり、悲観的になる、意欲がなくなって決断力が下がり、自己評価も低下、強い劣等感を抱いたり、自殺企図を認めたりする。

躁状態は、反対に、気分が爽快・陽気になり、自己の行動に自信がつき、すべてを明るく考え楽観的になって決断が早くなる。万能感を抱いたり、集中力を欠いて落ち着きがなくなることもある。

②不　安

別項に取り上げ、後述する。

③恐怖症

恐怖症（phobia）とは、無意味だと思いながらも、一定の事物や状況に対して強い恐怖を感じるものである。その内容によって、対人恐怖、不潔恐怖、刃物恐怖などがある。

④離人症

離人症（depersonalization）とは、「外界の対象が影のようにぼんやりして、ものがそこにあるという感じがしない」「自分が自分でないような感じがす

る」「嬉しくも悲しくもない。自分の感情がまったく消失してしまう」など、外界の実在の疎遠感や、自己の行動・感情に関する能動性意識と対人的感情の変化である。

⑤自　閉

自閉（autism）とは、「現実との生きた接触の喪失」である。こんにちでは統合失調症の重要な症状の1つとされるが、外界がその現実的な意味を失って自分だけの空想的世界のみに生きる、そのような状態である。

(3)　知覚・表象の異常

①幻　覚

幻視、幻聴、幻触、幻嗅、幻味などがある。これも後述する。

(4)　思考の異常

①思考の制止と阻碍

抑うつ状態において、「考えようとしても考えが頭に浮かんでこない、頭が空になったようだ」というように、思考の進行にブレーキがかかったような状態が思考の制止（retardation of ideas）である。考えが進まず、口数も少なくなる。

一方、思考の阻碍（blocking）は統合失調症の特徴で、思考の進行が途中で突然止まり、話そうとしていながら突然口ごもり、黙ってしまったりするものである。

②思考奔逸

思考奔逸（flight of ideas）とは、躁状態にみられる思考過程の異常である。前出の思考制止の反対で、ブレーキが外れたように考えが次々に現われ、思考が主題から外れてまとまらなくなり、早口・多弁にまくしたてるというものである。

③支離滅裂

支離滅裂（incoherence）とは、統合失調症に特有の思考過程の異常である。意識は清明であるにもかかわらず、思考の過程のつながりと統一性が欠けている。それぞれの観念相互の関係が理解不能なものである。

④自我漏洩症状群

自我漏洩症状群（egorrhea syndrome）とは、「何かが自分から漏れ出て他者に影響を及ぼす」という、統合失調症にみられる症状の1つである。

⑤妄　想

思考内容の異常である。別項にて後述する。

(5)　記憶の異常

①心因性健忘

日常の物忘れは、不愉快な記憶の抑圧と結びついていることが多い。心因性健忘（psychogenic amnesia）とは、心因に基づく激しい情動反応のあとで起きる健忘である。不愉快な事件に関する一定期間のことを想起できないというものである。

(6)　知能の異常

①精神遅滞

精神遅滞（mental retardation）とは、知的機能（生来知能の発育。知能検査で測定）と適応機能（それぞれの社会で、その年齢に応じて日常的に期待される適応能力）、双方の能力が乏しいというものである。

②痴　呆

痴呆（dementia）とは、精神病または大脳の器質的疾患によって、病前にはあった知能が後天的に侵されるものである。いったん発達・獲得された知的機能が損なわれるという点で、前述の精神遅滞とは異なる。

(7)　意識の異常

意識の異常は、量的な異常（意識の明瞭度；意識混濁）と質的な異常（意識混濁に多彩な精神症状が加わる）とに分けられる。

①意識混濁（clouding of consciousness）

意識の明瞭度の異常である。その程度により、軽いほうから「意識清明」→「名識困難」（昏蒙より軽い）→「昏蒙」（浅眠状態でぼんやり。眠り込むことはない）→「傾眠」（眠そうで呼びかけには反応するが、放置すると眠り込

む）→「昏眠」（刺激が加わらないと眠り込む。昏睡に移行する前後にみられる）→「昏睡」（強度の刺激にも覚醒しない）と区別される。

②せん妄（delirium）

意識の質的な異常の1つである。軽度あるいは中等度の動揺する意識混濁に、幻覚（ときに幻視）・妄想、不安・恐怖、不穏・興奮が加わった状態のことである。

(8) 自我意識の異常

①作為体験

作為体験（made experience）とは、「他人にいやなことをさせられる」「自分の意志に反して手を挙げさせられる」「笑わせられる」「電気であやつられる」など、自分の意志や思考、行為が他人の力によると感じられる体験をいう。統合失調症のほとんどにみられる。

(9) 不安・幻覚・妄想

以下、神経症の中心症状である「不安」と統合失調症の中心症状である「幻覚」「妄想」について取り上げる。

①不　安

不安とは、「心が安らがぬ状態」（馬場，2004）である。恐怖（fear）にははっきりした外的対象があるが、不安は対象のない情緒的な混乱で、漠然とした浮遊性の感情である。

フロイトの分類では、不安には「現実不安」「神経症的不安」「超自我不安」がある（表3-1）。

表3-1　不安の分類

現実不安	外界の、はっきりわかった現実の危険に対する不安 合理的・現実的な根拠のある不安
神経症的不安	外界には危険な状況が見当たらない、わからない危険に対する不安 これを自我が危険信号として受け取り、防衛を働かせる→神経症
超自我不安	過度に厳しい超自我のために生じる不安

だれでもある程度の不安をもっているものであるが、この程度が強く、ま

た頻繁であるのが神経症の症状を呈する場合の不安である。内的な不安が生じると、自我がそれと外界との調整を試み、どうにか適応できるようにしようとする。これが自我の防衛といわれるもので、この結果、神経症の症状が生み出されるのである。

②幻　覚（hallucination）

幻覚は、知覚の異常の一種で、対象のない知覚である。その他、知覚の異常としては、錯覚（実際の感覚を、別のものに誤って知覚してしまうこと）などがある。

幻覚とは、現実には知覚の対象となる刺激は存在していないのに、あたかも実在しているかのように知覚することである。それが現われる感覚の種類により、幻視、幻聴、幻嗅、幻味、幻触、体感幻覚などがある。

幻視は、実在しないものが見える現象で、アルコールや薬物の中毒状態にあるときに昆虫やねずみが見えたり、もうろう状態時に情景が見えたりする。

幻聴は、実在しない声や音が聞こえる現象で、自分に対する悪口や噂・批評・命令として聞こえることが多い。統合失調症の幻覚のほか、アルコールや薬物中毒によるもうろう状態のときにも頻発する。

幻嗅は、口臭や陰部からの臭いなど、自分から変な臭いが出ていると体臭を強く感じる幻覚で、他人の何気ない動作（鼻をすする、つまむなど）に対して、自分が臭くて除け者にされているなどと受け取ったりして被害妄想の要素が加わってくることがある。食物に変な臭いがすると感じ、被毒妄想（毒がもられている）に発展する場合もある。

幻味は、変な味がするなどと被害妄想的な傾向が強い体験をするもので、幻嗅に同じく被毒妄想に発展する場合がある。

幻触は、「針が刺さっている」「皮膚がピリピリする」「皮膚に電波が送られている」などのような、触覚（皮膚感覚）すべての領域についての幻覚である。

体感幻覚は、身体の表面や内部の異常な感覚で、「内臓がひっぱられる」「皮膚に電気がかけられる」などという感覚である。皮膚に虫が寄生しているという、皮膚寄生虫妄想というものもある。

③妄　想（delusion）

　妄想とは、思考の異常の1つ、思考内容の異常である。その思考の内容は実在せず（客観的な根拠がない）、不合理で矛盾に満ちているにもかかわらず、本人は絶対の確信をもっている。その異常に強い信念は論理や経験、検証や説得によって訂正することができない。同じ思考の異常と考えられ、思考の体験様式の異常である「強迫観念」（靴を左足から履かないと不安、自分の手が不潔だと思って何度も手を洗ってしまうなど）は、本人にその考えに対する違和感があり、不合理でバカげていると思っているという点で、妄想と異なっている。

　妄想は、その内容により、誇大妄想、微小妄想、被害妄想という3種に分類される。

　誇大妄想とは、自分が他人より優れていると思い、過大評価するもので、血統妄想（「自分は皇族だ」など）、発明妄想（だれも考えることができなかったすばらしい新製品を、自分が発明したと信じこむ）、宗教妄想（「自分は予言者だ」）などがある。統合失調症や、躁状態にみられる。

　微小妄想とは、自分が他人より劣っていると思い、過小評価するもので、貧困妄想（「自分は無一文だ」など）、罪業妄想（「自分は大変な罪を犯してしまい、死んでお詫びするしかない」など）、心気妄想（「自分は不治の病にかかっている」など）、虚無妄想（「自分の身体がなくなった。家族も財産も、自分自身もなくなった」）などがある。うつ状態のときによくみられる。

　被害妄想とは、他人が自分を迫害し、危害を加えられると考えるもので、関係妄想（自分と関係ない周囲の人の言動を、自分に関係あると確信する。「電車の隣席の人がため息をついたのは、自分への嫌みだ」など）、迫害妄想・追跡妄想（「自分は秘密団体に迫害されている」「いつもだれかにあとをつけられている」など）、被毒妄想（「食事に毒を入れられた」など）、注察妄想（「常に見張られている」「家に盗聴器やカメラがしかけられている」など）、憑依妄想（「動物や悪魔が自分にとりついて操っている」など）、嫉妬妄想（「夫（妻）が浮気をしている」と確信し、後をつけたり調査したりする）などがある。統合失調症の妄想において、最も典型的なかたちでみられる。

最後に、統合失調症の基本障害について、前述したものも含め、このようにまとめることができる。

ⅰ）思考障害（思路の障害；話のつながりが悪い「連合弛緩」、思考内容の障害；「妄想」）

ⅱ）知覚障害（幻聴）

ⅲ）感情障害（両価性感情；同一の対象に愛と憎しみというような相反し矛盾する感情を同時にもつ。感情鈍麻；感情反応を引き起こすような刺激に対して感情が起こらない。無関心；他人・周囲のことにほとんど関心を示さず感情的な反応をみせない。疎通性障害；他人との心の交流が乏しくなる、自閉）

ⅳ）行動障害（精神運動興奮；ひとつひとつの言動に脈絡がなく、周囲と無関係に興奮する。緊張病性昏迷；行動がまったく起こらなくなる）

ⅴ）自我意識の障害（離人感、作為体験、病識〔自分が病気であるという意識〕を失う）

　なお、統合失調症の症状として知能障害が起きることはないとされている。

［参考文献］
馬場謙一編著『心の健康と病理』放送大学教育振興会，2004年
上島国利・上別府圭子・平島奈津子編『知っておきたい精神医学の基礎知識』誠信書房，2007年
加藤進昌・神庭重信編『TEXT精神医学（改訂3版）』南山堂，2007年
村上仁『異常心理学（増補改訂版）』岩波書店，1979年
山崎喜直『異常心理学入門』北樹出版，1987年

（三橋　由佳）

3-2 発達心理学の知識

1 精神発達とは

　受精から死を迎えるまで、人はたえず変化しつづけていく。このような時間経過に伴う心身の系統的な変化を「発達」と呼ぶ。

　医療現場ではたらく心理士は「精神発達」についての知識が必須である。その理由は、岡元・馬場（2004）によれば、まず、人の精神発達の標準を把握することによって、その時期にある人のこころの健康度を推し量ることができるからである。また、人の精神発達についての一般的な図式的理解があれば、ある個人の病理をその人の生活史から把握し、発達上の過不足や偏りと理解することで、「見立て」はもちろんのこと、治療や支援にも役立てることができるからである。

　本節は精神発達について述べる。精神発達とは、滝川（2003a）によれば、人が「まわりの世界を知ってゆき、同時にまわりの世界とのかかわりを深めてゆく、その歩み」のことである。そして、精神発達の構造は「まわりの世界を知ることの育ち」という「認識の発達」の軸と、「世界とかかわることの育ち」という「関係の発達」の軸という2つの軸から捉えられる。これら2つの軸がたがいに支えあいながら、人の精神発達は進んでいくのである。

　上記の精神発達の整理について、これまでの心理学者の発達理論に対応させると、「認識の発達」はピアジェ（Piaget, J.）、「関係の発達」はフロイト（Freud, S.）が詳述している。いずれも、心理学界の巨人であるが、この2人が主として取り組んだのは青年期までの発達であった。その後、フロイトの発達理論をもとに、エリクソン（Erikson, E.H.）は生涯にわたる発達理論を築いた。ここでは、この3人の発達理論を中心に述べる。

2　認識の発達（ピアジェを中心に）

(1)　誕生から青年期まで

　ピアジェは、子どもが外界をじかに認識するとは考えず、外界を知覚し把握するために子どもと外界の間に「シェマ（認識の枠組み）」が介在すると仮定した。そして、既存のシェマにより、外界から情報を採り入れる「同化」の過程と、既存のシェマでは対応しきれないときに、シェマそのものを変えていく「調節」の過程の2つを重視し、同化と調節を繰り返しながら、子どもは外界に適応し発達していくと考えた。

　シェマは発達するにつれ、より複雑な構造をもつシェマになっていく。ピアジェは、子どもの認識の発達を「感覚運動期」「前操作期」「具体的操作期」「形式的操作期」の4つの時期に分けた。

　なお、「前操作期」以降、各時期の名称に「操作」という用語が登場する。説明を加えると、「操作」とは「行為が内化されたもの」をいう。たとえば、子どもの足し算について考えてみたい。子どもは、最初、実際の物を指さして個数を数えるところからはじまり、やがて指を折って数えるようになり、最後に頭の中だけで暗算ができるようになっていく。暗算ができるようになるのは、このような動作的な足し算の行為が表象として内化されたからであると考えられる。つまり、「操作」が可能になったのである。

①感覚運動期（0～2歳ごろ）

　外界の事物を見たり触ったりすることによって、自分の感覚や身体的な運動を通して、「いま、ここ」の世界を認識している時期である。

　この時期には、自分が心地よいと感じられる行動を何度も繰り返す「循環反応」が見られる。たとえば、誕生の当初、乳児は吸啜反射（乳児の口唇に乳首や指などが触れるとそれを強く吸う）など反射的活動によって外界の刺激に反応しているが、やがて、乳児は指をしゃぶるなどの新しい体験に偶然に出くわすと、それを繰り返すようになる。このような循環反応から、個々の反応に応じた「シェマ」が形成されていく。

　また、「対象の永続性」についても理解していく時期である。生後4カ月

くらいまでの乳児は、目の前の物が布などで覆い隠されて見えなくなってしまうと、その物を探し出そうとしない。見えない物は存在しないかのようである。だが、8カ月ごろになると、目の前の物が布で覆い隠されて見えなくなってしまっても、乳児は布の下に隠されたその物を探し出すことができるようになる。つまり、物は見えなくなってもそこに存在することを認識しはじめるようになる。ただし、この段階の乳児は、隠された物が「別の場所」に移動されるのを見ていても、物が隠された「もとの場所」を探しつづけてしまう。

　1歳半になると、物が隠された「もとの場所」から「別の場所」に隠されたとしても、乳児はその物がどこかにあるはずだと考えて探し出すことができるようになる。物が見えなくなったとしても、どこかに存在しているはずだと認識できる能力は、あらゆる認識の基礎となる。そして、感覚運動期の終わりごろから前操作期にかけて、目の前に存在しないものをこころの中にイメージすることができるようになり、いわゆる「表象機能」や「象徴機能」が出現してくる。

　②前操作期（2〜7歳ごろ）
　前操作期は、先に述べた「操作」ができる前の準備の時期である。
　子どもは2歳を過ぎると、「表象機能」や「象徴機能」が活発になり、「いま、ここ」の世界を飛び越え、架空の世界で遊べるようになる。「ごっこ遊び」もさかんになる。子どもは急速に言語を獲得し、イメージや言語を使っての思考が可能となる。
　4歳を過ぎると、イメージを使って世界を捉える段階（象徴的思考段階）から、外界の状況を直観的に捉える段階（直観的思考段階）になる。この段階になると、概念化が進み、事物を分類し、関連づけることができるようになる。だが、この段階では、事物の見かけに左右されるという限界がある。たとえば、大きさと形の異なるコップに、同じ量のジュースを注いでも、子どもはジュースの量が同じだと理解することがむずかしく、容器の形や大きさの違いという、見た目（直観）に惑わされてしまう（保存の概念の未成立）。また、この時期の子どもは、自分の視点にとらわれる傾向（自己中心性）が強く、他者の視点から物事を捉えることがむずかしい。

③具体的操作期（7～11歳ごろ）

現実世界の具体的な事物に関しては、論理的思考ができる時期である。前操作期よりも思考に論理性が見られるようになる。たとえば、上記のジュースの例では、容器の大きさや形が変わっても、ジュースの量は同じであると認識できるようになる（保存の概念の成立）。また、この時期になると子どもは自分の視点だけにとらわれず、物事を多面的・総合的に捉えられるようになってくる（脱中心化）。だが、抽象的な概念についての論理的思考はむずかしい時期である。

④形式的操作期（11歳～）

現実世界の具体的な事物にとらわれることなく、抽象的な概念についても、形式にしたがって論理的思考ができるようになる時期である。また、仮説にもとづいて結論を導くことも可能となる（仮説演繹的思考）。たとえば、中学校になると、科目が算数から数学になり、文字式による論証など、文字や文字式を形式的に操作して考察することが求められるようになる。このような抽象度の高い課題の達成は、形式的操作期にならないとむずかしい。現在の中学校数学科の指導時期とその内容はピアジェの理論からみても妥当であると考えられよう。

以上のように、認識の発達は自己中心的な視点から脱中心化へと、具体的な物から抽象的なものに向かって、同化と調節を繰り返しながら進んでいく。ピアジェの発達理論は人の認識の発達の標準を示したものなので、たとえば発達の遅れや偏りをもつ子どもの理解にも役立つだろう。

なお、ピアジェの研究は批判的に継承されており、現在では、ピアジェの考えた以上に子どもは有能であることが示されている。

(2) 青年期以降の流動性知能と結晶性知能の変化

ここでは、キャッテル（Cattel, R.B.）とホーン（Horn, J.L.）の研究を紹介する。キャッテルは、人の知能は「流動性知能」と「結晶性知能」の2つに大別できるとした。「流動性知能」は新しい環境に適応するさいにはたらく知能で、情報処理の速度や能力に関連しており、図形の関係や文字の系列の推理、記憶容量などに関するテストによって測定される。「結晶性知能」は、

教育や経験によって習慣化された解決力ともいえる知能で、言語についての高度な理解が必要な語彙や読みのテスト、経験にもとづく評価を必要とするような社会的関係に関する問題解決などによって測定される。

キャッテルとホーンによると、流動性知能と結晶性知能は、誕生から25歳くらいまで上昇していく。その後、25歳ごろを境にして、流動性知能は年齢とともに衰え下降していく。だが、それに対して、結晶性知能は25歳以後も衰えず、一生を通じて緩やかに上昇していくことがわかった。この事実から、年齢とともに衰える能力があるものの、人には生涯を通じて高まっていく能力があることも知っておきたい。

3 関係の発達（フロイトとエリクソン）

(1) フロイトの発達理論の特徴

ピアジェの発達理論では、認識の発達がたった1人で進んでいくかのように捉えられてしまうきらいがある。この点で、ピアジェは批判されることがある。それは、人の発達モデルというよりも、植物の成長モデルに近い考え方だからである。

植物は、光や水などの条件が整えば、やがて芽が出て、花が咲き、ひとりでに成長を遂げていく。もちろん、人は植物ではなく動物であるので、自分に適した環境へ移動したり、環境にはたらきかけたりすることができる。それでも、人は育ててくれる他者がいなければ、人間として育つことはない。

フロイトは、ピアジェと異なり、精神発達を人間関係のなかで捉えることを決して忘れなかった。フロイトは関係の発達について詳述したが、人は他者を欲望し、それに応じて認識も発達するのだと考えた。そこがピアジェの発達理論とは大きく異なる特徴である。以下、フロイトの発達理論の予備知識として「喪失と獲得」「性」について述べてみたい。

①喪失と獲得

牛や馬の赤ちゃんは、生まれた当日に立ち上がり歩くことができる。それに比べると、人の赤ちゃんはいかにも未熟な状態で誕生する。乳児は飢えや渇きなどの自分の生理的な欲求を自分の力だけで満足させることができない。

乳児は養育者に全面的に依存しなければ生きていくことができず、「よるべない状態（helplessness）」で生まれてくる。

乳児は誕生と同時に、それまでの子宮内での快適だと考えられる生活を失ってしまう。乳児は生きるために、全力でこの世界にはたらきかけなければならない、と考える前に、乳児はそのように世界にじかにはたらきかけている。乳児の呼びかけに養育者が適切に応えれば、乳児はかつての快適さ、満足感を再び手に入れることができるだろう。だが、乳児にとって、それはかつての満足感とは異なったものになっているかもしれない。

人は、人生のなかで大切な何かを失っていく。その時点では、つらいだけの体験かもしれないが、他者の助けを得ることができれば、苦しみながらでも、やがて失ったものの代理を得ていく可能性がある。そのようにして人生はつづいていくが、失ったものそれ自体は、二度と戻らない。そのことをどこかでわかっていながら、しかし、人は再びそれを探し求めようとしてしまう。人は過去の満足体験を忘れることができないからである。それは、人の発達の推進力にもなっている。このような喪失と再獲得の動きのなかで、人の発達は進んでいくとフロイトは考えた。フロイトの考えた「口唇期」「肛門期」「男根期」のいずれの局面においても、この喪失と再獲得の動きがみられる。

②性

フロイトの発達理論は、精神・性的（psycho-sexual）発達理論と呼ばれる。フロイトは「性」の概念を拡張し、子どもにも性欲があるとした。この幼児性欲説は一般にひどく嫌われ、誤解も多い。フロイトは、これらの誤解は大人の性欲と子どもの性欲を混同しているために起こるのだと反論しているが、この点について説明したい。

フロイトは、大人の性欲を「性器性欲」、子どもの性欲を「幼児性欲」として２つを区別した。大人の性器性欲は、性器に集中し、その結合（性行為）を目的とするような限定された概念である。一方、幼児性欲は、からだ全体に拡散しており、人間的な交流を求め、人と関係を結ぶことを目的とするような幅広い概念である。

たとえば、赤ちゃんが空腹で泣き、そこへ養育者が駆け寄り、乳を与える

場面を想像してほしい。このとき、赤ちゃんは生物学的な欲求（たとえば栄養摂取）が満たされていると同時に、それとは無関係な快感も得ているとフロイトは考えた。たとえば、抱っこされることの安心感やあたたかさ、耳に届くやわらかな呼びかけの声の心地よさなどである。

　このような、性器性欲の充足によって得られる快感とは異なる快感について、子どもが欲望することをフロイトは幼児性欲と呼んだ。それは、他者への欲望である。そして、赤ちゃんの指しゃぶりも幼児性欲の表われの1つであるとした。つまり、赤ちゃんの指からお乳が出るわけではないのに、赤ちゃんが指しゃぶりをして満足そうな笑みを浮かべているのは、そこで幼児性欲が満たされているからである、とフロイトは考えた。この場合、目の前に養育者がいなくても、赤ちゃんは養育者とのかつての満足体験を幻覚的に再現しているのだと考えた。

　幼児性欲は「愛着」や「依存欲求」とも呼べそうなものであるが、フロイトはこれを「性欲」だとして譲らなかった。幼児性欲は、大人の性器性欲と連続性をもつものだと考えていたからである。

　フロイトの発達理論は、「口唇期」「肛門期」「男根期」など、身体部位がその名称となっている。これは、その時期の子どもの身体部位が他者との人間的な交流の舞台になっており、性をめぐる他者とのコミュニケーションのチャンネルになっているからである。

(2) 乳児期（0～1.5歳ごろ）

　ここからは、発達段階ごとにフロイト、エリクソンの発達理論について述べていく（表3-2参照）。

・口唇期

　フロイトが口唇期と名づけたこの時期は、授乳を通した乳児と養育者の相互交流が主であり、乳児にとっては口唇の周辺がコミュニケーションの重要なチャンネルとなる。

　子宮内での生活を失った乳児は「よるべない状態」にある。だが、乳児の飢えなどの生理的な欲求や抱っこされたいなどの乳児の呼びかけに対して養育者が適切に応えることで、乳児はかつての理想的な状態を取り戻すことが

表3-2 エリクソンの発達理論とフロイト、ピアジェとの対応

エリクソンの発達段階	年齢	心理・社会的危機	重要な関係	基本的強さ	フロイトの発達理論との対応	ピアジェの発達理論との対応
乳児期	0〜1.5歳	基本的信頼 対 基本的不信	母親的人物	希望	口唇期	感覚運動期
幼児期前期	2〜4歳	自律性 対 恥・疑惑	親的人物	意志	肛門期	前操作期
幼児期後期	3〜6歳	積極性 対 罪悪感	基本家族	目的	男根期	
学童期	6〜12歳	勤勉性 対 劣等感	学校	有能感	潜在期	具体的操作期
青年期	12〜22歳	自我同一性 対 同一性拡散	仲間集団	忠誠	性器期	形式的操作期
前成人期	22〜30歳	親密性 対 孤立	パートナー	愛		
成人期	30〜65歳	生殖性 対 停滞	職場・家庭	世話		
老年期	65歳〜	統合 対 絶望	人類	英知		

＊ 上記の年齢は目安であり、実際には個人差・文化差、時代の影響などがある。

できる。このようなかかわりが安定して繰り返されることで、乳児は十分に万能感を味わい、健康なナルシシズム（自己愛）を得ていく。

一方、フロイトは子どもに対する養育者の愛情は、養育者自身のナルシシズムの再生にほかならないと述べている。このように乳児の側だけでなく、養育者自身のナルシシズムも乳児の世話をするなかで再生し、養育者と乳児は同一視が成立しあうような融合した一体感のなかでこの時期を過ごしていく。

だが、乳児に歯が生えはじめ離乳の時期になると、そのような2人の一体感は少しずつ失われはじめる。その代わりに、乳児は乳以外のものを飲んだり食べたりすることができるようになり、人間の多様な食文化に参入していくようになる。

・「基本的信頼」対「基本的不信」

　エリクソンは、この時期の課題として「基本的信頼」の獲得を挙げている。乳児は母性的役割をもつ養育者との一体感のなかで、乳児の欲求や訴えに適切に応えてもらうことによって、養育者が予測できる外的な存在になるだけでなく、内的にも確実な存在になっていく。こうして、この世界に対する基本的信頼を獲得していく。一方、養育者がなんらかの理由で乳児の欲求や訴えに適切に応えることができないと、乳児は世界全体に対して「基本的不信」を抱く。

　この危機をのりこえたとき、乳児は将来によいことがあると信じることが可能となり、「希望」という「基本的強さ (basic strengths)」をもつことができるようになる。「基本的強さ」とは、「徳 (virtue)」とも呼ばれていた概念であり、われわれが人生を生き抜いていくために必要な力のことである。

　なお、エリクソンは、乳児が不信を抱くことも大切であると述べている。不信を経験することで、人生にはうまくいかないことがあることを知るからである。もちろん、不信だけではいけない。最終的に、信頼が不信よりも上回れば、乳児はこの時期の心理・社会的危機をのりこえ、希望という基本的強さをもって、次の段階に進んでいくことができる。

　このように、エリクソンは、各発達段階の心理・社会的危機（信頼　対　不信など）を統合しながら解決していくことで発達が進んでいくと考えた。ゆえに、心理・社会的危機におけるネガティブな側面（不信など）も重要であるとした。また、エリクソンは発達を「漸成的 (epigenetic)」に捉え、ある変化は突然に生じるものではなく、前の発達が基盤となり、その上に積み重なって生じるものであると考えた。そのため、人の発達のいちばんの基礎にあたる乳児期の基本的信頼をエリクソンは重視した。

(3) 幼児期前期（2～4歳ごろ）

・肛門期

　フロイトが肛門期と名づけたこの時期の重要な課題は「トイレット・トレーニング」である。幼児はこの時期に発達してくる肛門括約筋をコントロールしながら養育者とかかわっていく。

口唇期において養育者と乳児は一体感を味わっていたが、肛門期になるとそのような2人のナルシシズムは失われていく。それは、養育者が「世話をする」役割だけでなく、「しつけをする」役割も担わなくてはならないからである。
　幼児が本格的に「しつけ」を受けるのは初めての経験であり、しかも、トイレット・トレーニングは幼児にとってむずかしい課題である。幼児が養育者の求めに応じ、排泄のコントロールに向けて努力するようになるのは、それを養育者が喜んでくれるからである。養育者の喜ぶ笑顔や、それも含む2人の良好な関係性のなかに、幼児は口唇期のころのかつてのナルシシズムを再び発見するようになる。また、口唇期ではまったく受動的な存在であったが、肛門期になると幼児は自分の能動的な行為によって養育者を喜ばせることができるようになってくる。これらのことが励みとなり、幼児は排泄のコントロールに習熟していくのである。
　幼児は、トイレット・トレーニングをめぐって、養育者の意志に従ったり反抗したりしながら、養育者の意志を自らの意志の力として育んでいく。やがて、幼児は自分の意志の力で排泄をコントロールできるようになり、自律性を手に入れる。そのようななかで幼児は、人間社会には一定のルールがあること知り、われわれの文化に本格的に参入するのである。

・「自律性」対「恥・疑惑」
　エリクソンも、この時期の課題として、「自律性」の獲得を挙げた。また、この時期の養育者は母性的役割だけでなく、社会のルールを教えるなど、親としての役割ももつ必要があるとした。自律性とは、自分で自分の行動を律することである。そのためには、前段階での養育者との基本的信頼の確立が必要である。それが十分でないのに、この時期のしつけがきびしすぎると、養育者の要請に応えられない幼児は、自分がむきだしの状態でさらしものにされているのではないかと自分を意識する「恥」の感覚や、自分のしたことが本当に自分の意志によるものであったのかという「疑惑」の感覚を経験するようになる。
　この危機をのりこえたとき、幼児は自分から何かをしようとする、あるいは拒否することが可能となり、「意志」という基本的強さをもつことができ

る。

(4) 幼児期後期（3〜6歳ごろ）
・男根期
　フロイトが男根期と名づけたこの時期になると、子どもはペニスの有無という解剖学的な性の違いに気がつくようになる。そして、人には男と女の両性があるのだという事実や、自分がどちらか一方の性しか生きられないのだという現実を認識していくようになる。
　そのような認識に伴って、子どもにとって父親（あるいは、養育者以外の他者）の存在が大きなものとなってくる。この時期になると、子どもは、母親（あるいは、主たる養育者）が自分だけに関心を向けているわけではなく、父親にも同じような関心を向けていることを知る。そして、子どもはそれまでの母親とのナルシシズム的な愛の関係を失っていく。母と子という2人の関係でなく、母と子と父の3人の人間的な交流のなかで発達が進むようになる。
　この時期に、子どもは異性の親を独占したいと望むようになる。男の子の場合、母親への愛着を深めるようになり、父親に嫉妬や敵意の感情を抱き、その不在を願うようになる。しかし、男の子は父親にも愛着をもっているので、敵意の感情は葛藤的なものになり、同時に、敵意ゆえに、父親から処罰されるのではないかという不安（去勢不安）も抱くようになる。このような複雑な愛憎のこころ模様を、フロイトは「エディプス・コンプレックス」と名づけた。その後、男の子は父親からの処罰を恐れるため、母親を愛の対象とすることを断念する。そして、自分も父親みたいになりたいと願い、父親に同一化するようになる。女の子の場合、男の子よりも複雑な過程を経るが、最終的に母親に同一化するようになる。こうして、エディプス・コンプレックスが解消されると、子どもは両親をめぐる葛藤から自由になり、子どもの人間関係は同世代の友人関係へと広がっていく。この時期に、このような複雑なドラマが展開されるとフロイトは考えた。
　ところで、フロイトのエディプス・コンプレックスという概念の妥当性については、これまでにさまざまな批判がなされてきた。このような批判に対し、滝川（2003b）は、エディプス・コンプレックスを、これまでの「自己

中心的な二人関係（かけがえのない自分）の世界」から、「社会的な三人関係（大勢のなかのひとりの自分）の世界」へと幼児の関係意識が開かれる過程でぶつかる複雑なこころ模様であると再定式化し、このように抽象度を上げて理解すれば現代でも通用する概念になっているのではないか、と述べている。

・「積極性」対「罪悪感」

　エリクソンは、この時期の課題として、「積極性」を獲得することを挙げた。この時期の子どもの運動能力と認知能力の発達はめざましく、子どもは環境に対して積極的にはたらきかけるようになる。子どもは遊びに熱中するなかで、自分の内側から湧きあがってくる積極性や自発性を強く感じ、より自分らしく1つにまとまっていく。

　だが、社会には子どもが触れてはいけない領域がある。そこに触れると、子どもは両親から禁止されたり罰せられたりするが、そのことによって、社会のルールが子どもに内在化されるようになる。そのような基準が子どもにできると、子どもは自分がやりすぎた場合に「罪悪感」を抱くようになる。だが、両親の禁止や制限が度を超えたものになると、子どもは圧倒的な罪悪感を抱くようになり、積極性を発揮できなくなってしまう。

　この危機をのりこえたとき、子どもは自分がしようとすることについて、それがどの程度達成できるのか、それは社会的に許されることだろうか、予測できるようになる。自分の行動を予測することができれば、目標を設定し、それを追求していくことが可能となり、「目的」という基本的強さをもつことができる。

(5)　学童期（6〜12歳ごろ）

・潜在期

　フロイトはこの時期を潜在期と名づけた。それ以前の時期が、両親をめぐる性愛的な葛藤で彩られていたのに対し、潜在期では性愛的な対象関係を発展させることはなく、代わりに、知的好奇心が旺盛になり、知的能力が飛躍的に発達する。

・「勤勉性」対「劣等感」

　エリクソンは、この時期の課題として、「勤勉性」を獲得することを挙げ

た。この時期の子どもは、学校で組織的な教育をはじめて受けるようになり、友人や教師との関係が重要になる。そして、学校での勉強や運動を通して、自分が努力した結果、成果が上がったという達成感や、自分には自分なりの力があるという自信によって、もっとやってみようという意欲、すなわち勤勉性を獲得していく。だが、子どもはすべてのことを上手にやれるわけではない。自分のできないことに出遭ったり、仲間のなかでの地位や評価を意識したりするようになると、「劣等感」を抱くことがある。

この危機をのりこえたとき、子どもは自分にはどのような力があり、何ができるのかを知ることができるようになり、「有能感」という基本的強さをもつことができる。

(6) 青年期（12〜22歳ごろ）
・性器期

青年期は、一般に思春期的変化のはじまる10歳代から20歳代半ば頃までとされているが、30歳前後までを青年期に含める立場もある。思春期は、2次性徴のはじまりから18歳くらいまでの時期とされている。

フロイトは思春期以降を性器期と名づけたが、この時期の課題は思春期に達成されるものではなく、それ以後もつづくものである。なお、エリクソンは性器期を「前成人期」以降の時期だと考えた。

2次性徴が発現し、思春期を迎えると、これまで潜在していた性衝動が再び高まり、幼児的な葛藤がよみがえってくる。これは、子ども時代の未解決の葛藤を見つめ直すチャンスでもある。こうした葛藤に折り合いをつけていくことで、やがて個人は生殖を目的とした性器性欲へと到達していく。それは、身体的な成熟だけで得られるものではなく、こころの成熟も求められる。つまり、単に性行為ができるようになるということではなく、大人としての自分を認められると同時に、パートナーを1人の人格として認め、性行為による満足を最終的にもてるようになることである。それは、パートナーと一緒に何かを生みだしていくことについて責任がとれるということでもある。

・「自我同一性」対「同一性の拡散」

エリクソンは、この時期の課題として、「自我同一性」を獲得することを

挙げた。自我同一性とは「私は他のだれとも違う自分自身である」という「一貫性（sameness）」の感覚と、「私は過去も現在も未来も私でありつづける」という「連続性（continuity）」の感覚をもった主体的な自分が、社会のなかで承認され、自信をもつことによって獲得される。この時期になると、青年は家族外の人物や価値観に関心を移し、親から独立したいという気持ちが芽生えてくる。そして、親への依存と独立の葛藤のなかで、同じ状況にある友人関係が青年にとって大切なものとなってくる。

「自分とは何か」とは永遠の問いかもしれないが、青年期にある程度「自分」を確立できるかどうかがこの時期の課題となる。この課題が達成できないと、同一性がまとまったものにならず「拡散」してしまい、なりたい自分が選べず自分を見失い、役割の混乱が生じる。

この危機をのりこえたとき、青年は、自分が関心をもって選んだ対象との関係を深めていく「忠誠」という基本的強さをもつことができる。

(7) 前成人期（22～30歳ごろ）

・「親密性」対「孤独」

エリクソンは、この時期の課題として、「親密性」を獲得することを挙げた。親密性とは、対象と深くかかわっていくことであり、パートナーとの関係において、自分を投げ出すことの必要な場面で、自分を失うことにそれほどの恐れを抱かず、自分と相手の同一性を融合する能力のことである。この時期は、自分が選んだパートナーとの親密性が大きなテーマとなるが、自分が選んだ仕事や、職場の人びとと深くかかわっていくこともテーマとなる。だが、対象と深くかかわっていくことは、自分が傷つけられる可能性も生じてくるということである。自分が傷つくことを恐れ、他者との関係を回避するようになると、親密性の課題が達成できず、その人は「孤立」してしまう。

この危機をのりこえたとき、若い成人は自分が自分としてありながらも、対象を慈しみ尊重できる「愛」という基本的強さをもつことができる。

(8) **成人期（30〜65歳ごろ）**

・「生殖性」対「停滞」

　エリクソンは、この時期の課題として、「生殖性」を獲得することを挙げた。子どもをもつだけでは生殖性を達成したことにはならないが、典型的には、家庭では子育て、職場では後進の育成などを通して、大人として次の世代を育てることが生殖性にあたる。そのようにして、自分が生み出したものを次の世代へ継承していくのである。自分の生み出したものが次の世代に継承されない場合、これまでに培ってきた知識や技術は伝達されず、その人は「停滞」してしまう。

　この危機をのりこえたとき、成人は他者や社会のために自分の力を活用することができる「世話」という基本的強さをもつことができる。

(9) **老年期（65歳〜）**

・「統合」対「絶望」

　エリクソンは、人生最後の時期の課題として、「統合」を挙げた。統合とは、自分自身や自分の人生をそうあらねばならなかったものとして、取り換えのきかないものとして受け入れ、死に対してそれほどの恐れを抱かず受容できることである。統合が達成されないと、その人は「絶望」に陥る。死に直面し、それは逃れられない運命であることからくる絶望もあれば、自分の人生全体を眺め、取り返しのつかない焦りから絶望する人もいる。

　この危機は深く重いものであるが、この危機をのりこえることができれば、その人は死そのものに向きあうなかで人生そのものに対して聡明かつ超然とした関心をもつことが可能となり、「英知」という基本的強さを手に入れることができる。

　エリクソン夫人（Erikson, J.M.）は、エリクソン（Erikson, E.H.）の仕事を引き継ぎ、自身が90代を迎えてからも、老年期について考察しつづけた。そして、これまでのエリクソンの8つの発達段階を新たに見直し、80代、90代を身体や能力の衰えに向きあう第9の発達段階として提唱した。

　第8段階の老年期では、自分の人生全体を眺めて絶望することがあったが、第9段階になると、回想的な絶望などしていられないという。そして、1日

を無事に過ごせるかどうかという、自らの能力の喪失が関心の中心になる。この段階を生き抜くためには、乳児期からの基本的信頼や希望が大切であるとした。

　第9段階で求められることは、これまでの経験を生かし、あらゆる英知をふりしぼって、できないことを明るくユーモアをもって受容し、次の世代を見守ることであるとされる。こうして、老年期にある人の知恵は次の世代に手渡され、老年期にある人の絶望は乳児期からの基本的信頼や希望によってのりこえられる可能性をもつ。このように、人生の最後の段階で、老年期にある人は最初の段階に回帰していく。そして、人間のライフサイクルはつづいていくのである。

4　精神発達と精神疾患との関連

　フロイトに端を発する力動的な立場では、病理や性格にかぎらず、すべての心的現象が過去の発達過程に心理的な起源をもつと考えられている。フロイトの考えた「口唇期」「肛門期」「男根期」の各局面と関連する精神疾患について、参考までに以下に挙げてみたい。

　まず、口唇期に関連する精神疾患として「精神病（統合失調症、躁うつ病など）」が挙げられている。次に、肛門期に関連する精神疾患として「強迫神経症」、男根期に関連する精神疾患として「ヒステリー」が挙げられている。

　なお、現在の力動的な心理療法では、患者さんの遠い過去を探索することよりも、いま、ここでの心理士とのかかわりのなかで患者さんを理解していくことが求められている。また、心理士が患者さんの生活史を聴くのは患者さんの現在のテーマを理解するためであり、過去の参照は最小限にとどめる工夫も心理士には必要である。

　ピアジェは自分の子どもを詳細に観察し理論を築いたが、フロイトやエリクソンは子どもを直接に観察し理論を築いたのではない。とくに、フロイトの発達理論は分析治療を受けていた成人の患者さんの回想から、事後的に各

時期を再構成したものである。その点で、客観的事実ではない。だが、このような参照枠をもちながら、患者さんの話に耳を傾けることで立ち現われてくる臨床的事実がある。

　患者さんの訴えや症状の意味について理解しようとするさい、患者さんがいつの時代のだれとの関係を取り戻そうとしているのか。そのようなことを想ってみると、患者さんの訴えや症状の理解につながる可能性がある。患者さんの症状や「異常」とみなされるような行為の内実が、かつての何かを取り戻そうとする絶望的な試みであったり、現在では不適切なかつての対処方法の再現であったりするからである。

　しかも、それらの試みはよりよい未来を願っての行為である。心理士は患者さんのそのような試みについて共感と理解を心がけ、目の前の患者さんが少しでも生きやすくなるような対処の仕方を一緒に考えていく。そのような仕事をするためにも、本節で取り上げたものにかぎらず、さまざまな発達理論を学んでほしい。

[参考文献]

馬場謙一「自我同一性の形成と危機―E・H・エリクソンの青年期論をめぐって」『精神科臨床と精神療法』弘文堂, 2000年, 204-220頁

E.H.エリクソン（1963年）, 仁科弥生訳『幼児期と社会　1・2』みすず書房, 1977, 1980年

E.H.エリクソン& J.M.エリクソン（1997年）, 村瀬孝雄・近藤邦夫訳『ライフサイクル, その完結（増補版）』みすず書房, 2001年

S.フロイト（1905年）, 懸田克躬・吉村博次訳『性欲論三篇』人文書院, 1969年, 7-94頁

S.フロイト（1914年）, 懸田克躬・吉村博次訳『ナルシシズム入門』人文書院, 1969年, 109-132頁

S.フロイト（1917年）, 井村恒郎・馬場謙一訳『精神分析入門（下）』日本教文社, 1994年

子安増生編『よくわかる認知発達とその支援』ミネルヴァ書房, 2005年, 8-17, 26-27頁

久世敏雄・齋藤耕二監修, 福富譲・二宮克美・高木秀明・大野久・白井利明編『青年心理学事典』福村出版, 2000年

西平直『エリクソンの人間学』東京大学出版会, 1993年

岡元彩子・馬場謙一「心の発達と障害」馬場謙一編著『スタートライン臨床心理学』

弘文堂，2004年，26-51頁

J.ピアジェ（1936年），谷村覚・浜田寿美男訳『知能の誕生』ミネルヴァ書房，1978年

J.ピアジェ（1970年），中垣啓訳『ピアジェに学ぶ認知発達の科学』北大路書房，2007年

J.ピアジェ＆B.イネルデ（1966年），波多野完治・須賀哲夫・周郷博訳『新しい児童心理学』白水社，1969年，10-32頁

外林大作『ナルシズムの喪失』誠信書房，1988年

滝川一廣『家庭のなかの子ども　学校のなかの子ども』岩波書店，1994年

滝川一廣「『精神発達』とはなにか」そだちの科学1号，日本評論社，2003年（a），2-9頁

滝川一廣『「こころ」はだれが壊すのか』洋泉社，2003年（b），25-26頁

（松本　京介）

3-3 精神疾患の知識

1 精神疾患の分類

　精神疾患、それはこころの異常現象と考えることができ、行動の異常や主観的体験の異常として現われるものである。こころの正常と異常については、前節（「異常心理学の知識」）で扱ったので、ここでは、その分類について見ていくことにしよう。

　精神疾患は、歴史を経て、さまざまな分類がなされている。時代につれて多様化する病態の解明とともに、その分類の基準についても改訂が重ねられており、今後もさらに追究されていくであろう。

　さて、その分類には、原因に基づくものや、今日主流となっている、症候学に基づく臨床像に注目した分類（記述診断。DSMやICD）などがある。

　DSMとは、アメリカ精神医学会が定めた"Diagnostic and Statistical Manual of Mental Disorders"（「精神疾患の診断・統計マニュアル」）で、現在、DSM-Ⅳ-TR（第4版の改訂版）のバージョンまで刊行されている。

　ICDとは、WHOによる"International Classification of Diseases"（「国際疾病分類」）で、現在、そのICD-10（第10改訂版）の第5章が「精神および行動の障害」としてよく用いられるものである。

　まずは、馬場（2003）に従って原因による分類を紹介し（表3-3）、それぞれについて、簡単に説明しよう。

(1) 内因性精神病
①統合失調症

　「人格の病い」とされ、その原因は未だ不明である。幻覚、妄想、思考過程の障害などの「陽性症状」や感情鈍麻、意欲低下、自閉的傾向、社会的引

表3-3 原因による精神疾患の分類

①内因（何らかの生物学的基盤の存在（；脳に原因）が推測されるが、原因不明） 　内因性精神病：統合失調症（精神分裂病）、躁うつ病、真性てんかん、非定型精神病
②外因（脳の働きが障害されて起きる） 　外因性精神病：器質性精神病、症状性精神病、中毒性精神病
③心因（心理的な体験が原因）：神経症、心因反応

きこもりなどの「陰性症状」がみとめられる。薬物療法が治療の第1選択となる。

②躁うつ病

統合失調症が「人格の病い」とされているのに対し、躁うつ病は「感情の病い」とされる。躁状態になる躁病期とうつ状態のうつ病期とを周期的に反復し、その間には正常な時期（間欠期）がある（双極性）。うつ病期のみを反復する単極性もある。

③真性てんかん

てんかんは、さまざまな原因に基づく慢性の脳疾患である。意識の障害や身体のけいれんなどの発作を起こすもので、脳波異常がみとめられる。このうち、原因不明のものが真性てんかんと呼ばれている。

④非定型精神病

内因性精神病のうち、統合失調症と躁うつ病の両者の特徴を併せ持ち、そのいずれとも診断できない「定型的でない精神病」である。急激に発症し、周期的な経過をたどり、急性の幻覚妄想状態などを呈するが、長続きはしない。

(2) 外因性精神病

①器質性精神病

脳の疾患により、二次的に精神に何らかの症状をきたすものである。幻覚妄想などの精神病症状を呈することがある。

②症状性精神病

脳以外の身体疾患（肝不全、腎不全、肺炎や感染症等による高熱など）に伴って、精神病症状を呈するものである。

③中毒性精神病

アルコール、薬物依存や中毒により精神病症状を呈するものである。

(3) 心因による精神疾患

①神経症

その概念には修正が加えられているが、馬場（2003）によれば、「心理的な原因（心因）によって生ずる心と身体のはたらきの異常で、特有のパーソナリティの持ち主に起こり、いくつかの特徴的な状態（病像）を示す可逆的な障害」であり、表3-4のように分類できる。

②心因反応

心理的原因（心因）となる体験にひきつづいて起こる心身の異常。

(4) 人格障害

原因による分類は以上であるが、最近増加している重要な病態、「人格障害」について簡単にふれておく。「人格」とは、気質、性格、価値観や倫理観をも包括するような、全体的なその人の習慣的で予測可能な行動パターンで、いくつもの特性が組み合わさったものと考えられるが、それらの特性に柔軟性がなく、そのために持続的な不適応的行動を示し、個人的および社会生活の重要かつ広範な領域における著しい機能障害や主観的苦痛をきたす場合を人格障害（ICD-10, DSM-Ⅳ-TRいずれにおいても「パーソナリティ障害（Personality Disorder）」）という。ICD-10では「根深い、持続する行動パターンであり、広い範囲の個人的および社会的状況に対する不変の反応として現れる。これらの状態は、ある特定の文化における平均的な人間が知覚し、考え、感じ、そしてとりわけ他人に関わる仕方からの極端な、あるいは際立った偏りを示している。このような行動パターンは固定化し、行動と心理的機能の多様な領域を包含する傾向を示す。それらは、常にではないが、しばしば主観的な悩みや社会的機能と遂行能力の問題とさまざまな程度関連している」とされている。

DSM-Ⅳ-TRでは3つの群に分けられる（表3-5）。

紙数の都合上、すべてについて述べることはできないが、重要なものの1

表3-4 神経症の種類

不安神経症	激しい不安と不安発作を主な症状とする
ヒステリー	
転換ヒステリー	心の奥に抑圧された感情や衝動が身体領域の症状に置き換えられること。失歩（足の力が抜けて歩けなくなる）や失声（声が出なくなる）など
解離ヒステリー	意識の解離が起こり、健忘や多重人格などの状態を引き起こす
強迫神経症	
強迫観念	自分でも馬鹿らしいと思う不合理な考えが、どうしようもなく浮かぶ
強迫行為	無意味でやめたいと思う行為をやめることができずに反復する
恐怖症	一般には怖くない物や場面に対してもつ激しい恐怖。不合理だと自覚しながらもその恐怖に打ち勝てない。対人恐怖、赤面恐怖、閉所恐怖、不潔恐怖など
抑うつ神経症	強い悲哀感、意欲・活動性・判断力の低下、劣等感、自責感、不眠や食欲低下などの身体症状も
心気症	実際には異常がないのに、自分の健康状態や身体の一部の機能に過剰な関心をもち、病気だと思って脅える
離人神経症	まわりの物や自分の身体について、疎隔感や非現実感をもち、生命感や実在感の喪失に悩む

表3-5 パーソナリティ障害（3群）

A群：妄想性パーソナリティ障害
スキゾイドパーソナリティ障害
統合失調型パーソナリティ障害
B群：反社会性パーソナリティ障害
境界性パーソナリティ障害
演技性パーソナリティ障害
自己愛性パーソナリティ障害
C群：回避性パーソナリティ障害
依存性パーソナリティ障害
強迫性パーソナリティ障害

つである境界性パーソナリティ障害についてのみ触れておく。

境界性パーソナリティ障害（Borderline Personality Disorder）は、DSM-Ⅳ-TRでは対人関係、自己像、感情などの不安定性および著しい衝動性が特徴とされている。その内容としては、以下のようなことがある。

見捨てられることに非常に敏感で、なりふりかまわずそれを避けようとする。他者に対し過剰に理想化したり軽蔑したりという、不安定で激しい対人関係様式である。欲求不満に耐えられず衝動的、自己破壊的行動（浪費、性行為、むちゃ食い、物質乱用など）をとりやすかったり、自殺のそぶりや自傷行為を繰り返す。慢性的な空虚感がある。反応的に気分が不安定になり、不適切な激しい怒りを示す。怒りの制御が困難である。一過性のストレス関連性の妄想様観念や重篤な解離症状を示す。

2 精神疾患と薬物療法

精神科での治療は、薬物療法、精神療法、リハビリテーション（社会生活技能訓練〔SST〕、心理教育、作業療法、デイケア）など、症状の消失から社会生活能力の回復と社会への復帰へ、という幅広いものである。このなかで主たるものといえる薬物療法については、心理士としても知っておく必要がある。以下、薬物療法について概説する。

精神科医療においては薬物療法が中心となる。病態により、精神療法を併用したり、リハビリテーションにあてはまる治療・訓練なども行なわれるが、ほとんどの患者に薬剤が投与されるといってよいであろう。

薬剤というものには、いずれも作用・副作用があり、精神科医による適切な投与、経過観察が必要である。精神科で投与される薬剤には、どのようなものがあるのだろうか。

薬剤は「一般名」と「商品名」で表現される。一般名とはいわゆる"成分名"である。同じ成分の薬剤を、いくつかの製薬会社がそれぞれ異なる名称で商品化しており、そのいずれかが患者さんに投与される。この名称が商品名である。以下、これに従い、「一般名」と1種のみ「商品名」を挙げて述べる。

(1) 抗精神病薬

　幻覚妄想や精神運動興奮などの精神病の症状に対して使用される薬物が抗精神病薬である。躁状態もその適用となることがある。従前より用いられてきた、抗幻覚妄想作用や鎮静作用の強い薬剤、一般名クロルプロマジン（商品名「コントミン」など）、レボメプロマジン（「ヒルナミン」など）、ハロペリドール（「セレネース」など）、ブロムペリドール（「インプロメン」など）にかわり、最近では、それらにみられる副作用（過鎮静、静座不能、パーキンソン症状、便秘など）が少ない、新たな抗精神病薬、一般名リスペリドン（商品名「リスパダール」）、ペロスピロン（「ルーラン」）、オランザピン（「ジプレキサ」）、クエチアピン（「セロクエル」）等々が選択されることが多くなってきている。

　統合失調症の治療の柱は、これらの薬剤による薬物療法である。

(2) 抗うつ薬

　抗うつ薬は、抑うつ気分や精神運動制止、不安焦燥に対する改善作用をもつ。こちらも、従前からの"三環系抗うつ薬"、一般名イミプラミン（商品名「トフラニール」など）、クロミプラミン（「アナフラニール」など）、アミトリプチリン（「トリプタノール」など）、アモキサピン（「アモキサン」など）や"四環系抗うつ薬"、一般名マプロチリン（商品名「ルジオミール」など）、ミアンセリン（「テトラミド」など）に加えて、近年"選択的セロトニン再取り込み阻害剤（SSRI）"、一般名フルボキサミン（商品名「デプロメール」など）、パロキセチン（「パキシル」その他）や"セロトニン・ノルアドレナリン再取り込み阻害剤（SNRI）"、一般名ミルナシプラン（商品名「トレドミン」）が使われるようになってきた。抗うつ薬による薬物治療は、うつ病治療の重要な柱の1つである。

(3) 気分安定薬

　躁病やうつ病に対する改善効果と、躁うつ病の予防効果をもつ薬物である。一般名炭酸リチウム（商品名「リーマス」など）、カルバマゼピン（「テグレト

ール」など)、バルプロ酸(「デパケン」など) といったものである。

(4) 抗不安薬

不安症状の緩和など、不安障害に使用される薬物である。ベンゾジアゼピン系抗不安薬である、一般名ジアゼパム(商品名「セルシン」など)、アルプラゾラム(「ソラナックス」など)、ロラゼパム(「ワイパックス」など)、エチゾラム(「デパス」他)などがある。また、強迫性障害には前出のフルボキサミン、パニック障害には同じくパロキセチンが有効とされている。

(5) 睡眠薬

いわゆる「睡眠薬」であるバルビツレート系や、前出のベンゾジアゼピン系、そして"持ち越し効果"などの副作用が少ない非ベンゾジアゼピン系がある。依存性・安全性などに注意して、適切な作用時間の薬剤を投与する。

(6) 抗認知症薬

認知症の記憶障害、見当識障害、ならびに高次脳機能障害を改善するか、進行を抑制ないし停止させる薬物である。ただし、現在、適応承認を受けているのはアルツハイマー型認知症のもののみである。

(7) 精神刺激薬

ナルコレプシーや注意欠陥多動性障害(ADHD)の治療薬として用いられるものに一般名メチルフェニデート(商品名「リタリン」)や、同じくメチルフェニデートであるが、ADHDの治療薬として用いられる商品名「コンサータ」がある。連用により依存が強まる傾向があるため、その投与にはとくに慎重を期する。

(8) 抗てんかん薬

抗てんかん薬は発作型により効果が異なるため、発作型を的確に判定し、有効な薬剤を選択し、量を調整することが肝要となる。原則は単剤投与である(何種も併用すると、薬物相互作用がおこることがあるため)が、併用を前提

とした抗てんかん薬もある。

　以上、簡単に述べてきたが、心理士が「こころの病い」とその治療についての適切な知識をもつことは患者理解の第一歩である。精神科医療の現場で多くの専門家と連携・協力して機能していくために、積極的に学ぶ努力をつづけていきたいものである。

［参考文献］
米国精神医学会（2000年），高橋三郎・大野裕・染矢俊幸訳『DSM-Ⅳ-TR 精神疾患の分類と診断の手引き（新訂版）』医学書院，2003年
馬場謙一編著『子どもをとりまく問題と教育　第5巻　心の病』開隆堂出版，2003年
加藤進昌・神庭重信編『TEXT精神医学（改訂3版）』南山堂，2007年
世界保健機関（1992年），融道男・中根允文・小見山実・岡崎祐士・大久保善朗監訳『ICD-10 精神および行動の障害―臨床記述と診断ガイドライン』医学書院，2005年

（三橋　由佳）

3-4　心理査定の知識

1　心理査定とは

　心理査定とは、患者さんの特徴や心理状態をよく知り、抱えている問題や置かれている背景について情報を収集し、その患者さんを支援するための計画や治療方針についての仮説を組み立てる、一連の流れのことである。心理査定に用いられる手法は、査定面接、行動観察、心理検査に分けられる。

　査定面接は、患者さんの問題を理解するための面接法である。査定の目的を伝え、情報を聞き取り、得られた情報を整理してより適切な治療方針を検討する。面接のさいには、「査定」であるゆえに冷静かつ客観的であることと同時に、患者さんとの最初の関係という意味で温かく建設的であることを両立させることが求められる。

　聞き取る情報は事例によりさまざまであるが、問題意識（どのようなことで困っているか）、問題の経緯（いつ頃から始まり、どのような経過をたどったか）、背景・要因（きっかけとして思い当たる出来事はあるか）、対処法（これまでどのように対処してきたか、専門機関に相談したことがあるか）、生活歴（どのような生活をしてきたか）、家族歴（家族構成や患者さん本人との関係性、それぞれの健康状態や病歴）などが必須項目として挙げられる。そのほか、患者さんの表情、視線、体格、服装、化粧、口調、特有の癖などについても注意深く観察する。

　行動観察では、態度・言葉遣い・動作など、患者さんの行動を直接観察して情報を集める。観察の方法には、観察する行動が自然に生じるのを待つ方法（自然的観察法）と、なんらかの統制や操作を加えて観察する方法（実験的観察法）があり、どちらの方法を用いて、どのくらいの期間観察するのか、記録の手段（ビデオ、チェックリスト、評定）など、観察の手続きをあらかじ

め明確にする必要がある。記録された行動の内容や頻度から、患者さんの問題や病理、その原因や背景などについて仮説を立てて治療方針の一助とし、治療と観察を繰り返しながら仮説を洗練させ、患者さんについての理解をより正確にしていく。

　心理検査は、心理査定のなかで代表的な手段であり、客観的かつ標準化された方法で個人に課題を与え、得られた反応を整理・採点・分析することによって、個人の心理的特徴を測定しようとするものである。

　医療現場においても、心理検査は心理士の主要な業務の1つであり、心理検査を導入することで、患者さんの性格特徴や能力などをよく知り、診断や治療方針の補助として役立てることが重要である。以降、心理検査の基本知識について説明する。なお、ここでは、心理検査の説明のさいに、検査を行なう人を「検査者」、検査を受ける人を「被検者」という表現を用いる。

2　心理検査の条件と利点

　心理臨床で用いられる心理検査は、あらかじめ実験をして多くのデータをとり、より適切な項目を残し、検査の実施や被検者の反応の採点の基準を厳密に定めるという手続きを経る。この手続きが「標準化」である。標準化された心理検査において最も重要な条件として、「妥当性」と「信頼性」が挙げられる。心理検査は、それぞれ人の知能や性格や興味など、なんらかの側面を測定することを目的としており、その検査が測定しようとしているものをどのくらい確実に測定しているかどうかが「妥当性」である。「信頼性」とは、仮に測定対象が安定しており、同じ条件の下で同じ検査を受けたら同じような結果が出る、つまり測定の安定性や正確さのことである。

　心理検査の利点は、妥当性と信頼性が高い心理検査を用いることによって、被検者の性格傾向や行動特性などを客観的に判定し、観察や面接では把握しにくい情報が得られ、結果を治療の指針や効果測定の資料とすることが可能なことである。被検者にとっても自分が漠然と意識していた問題が明確なかたちで提示され、あるいは被検者自身も気づいていない問題を知る手がかりにもなり、自己吟味や内的世界を探求するよい機会になりうる。

3 心理検査の種類

　心理検査は、能力検査（知能検査、発達検査、神経心理学的検査、適性検査など）と性格検査（質問紙法、投影法、作業検査法など）と大きく2つに分けられる。なお、心理検査の種類は多数あるが、臨床で頻繁に用いられる知能検査と性格検査について取り上げ、そのなかでとくに医療現場で実施される頻度の高い検査について簡単に説明する（勤務する医療機関の特徴によって使用する検査はさまざまであり、ここに挙げた以外の心理検査を頻繁に行なう現場もある）。それぞれの検査の詳細は、手引書や専門書を参考にしていただきたい。

(1) 知能検査

　知能検査は、知的機能や知的発達の程度を測定するための検査である。検査結果の表示方法は、知能指数（IQ）が一般的である。実施方法としては、学校などの集団で一斉に行なう筆記式の集団式検査と、検査者と被検者が1対1で行なう個別式検査に分けられるが、臨床現場で主に用いられるのは個別式検査の「ビネー式」と「ウェクスラー式」である。

　ビネー式知能検査とは、1905年にビネーとシモンが作成した心理検査であり、日本では田中ビネー式知能検査がよく用いられる。4回の改訂を経て、現行のものは「田中ビネーⅤ」である。2歳から成人を対象とし、1歳級から成人級の問題が、やさしいものからむずかしいものに上昇するように配列されており、どの程度正解したかによって（精神年齢÷生活年齢）×100でIQ（知能指数）を算出する。発達の程度と推移を捉えることができるが、知能構造の詳細までは把握できない。なお、田中ビネーⅤでは、14歳以上の被検者には精神年齢を算出せず、偏差知能指数（DIQ）を求めるようになっている。

　ウェクスラー式知能検査とは、ウェクスラーによって開発されたものであり、知能を言語性知能指数（VIQ）、動作性知能指数（PIQ）、全検査知能指数（FIQ）によって測定する。何歳レベルの知的能力があるかではなく、同

年齢集団の中でどのくらいの位置にいるかを示す偏差知能指数を用いる。現行のものは、成人用がWAIS-Ⅲ、児童用がWISC-Ⅲ、幼児用がWPPSIである。下位尺度のばらつきや4つの群指数を見ることで知能の構造を詳細に把握し、被検者の得意・不得意を明らかにして今後の支援に役立てることができる。ただし、検査の実施に時間がかかること、IQ45以下は測定不能になることなどから、重度知的障害者には適用範囲が限られる。

(2) 性格検査

性格検査とは、個人の性格、行動、社会的適応性、欲求、情緒、葛藤や不安の対処方法などを測定する検査法の総称である。検査方法によって質問紙法、投影法、作業検査法に分けられる。

①質問紙法

質問紙法は、被検者に対して比較的明確な質問項目を提示し、「はい・いいえ」などの応答を求め、それぞれの答えを整理・集計して分析を行なう方法である。質問紙法の長所は、一度に多くの人に実施でき、実施・結果の処理・数量化が容易で客観的なことである。欠点や限界としては、被検者の内省に基づく自己評定であるため、意識的または無意識的に回答をゆがめられる可能性があるということが挙げられる（これを「バイアス」という）。また、被検者が年少または知的に遅れがある場合に回答できないことがある。

病院臨床で用いられる質問紙法で代表的なものとしては、一般的な性格特性を測定するものとしてはYG性格検査（矢田部・ギルフォード性格検査）と新版TEGⅡ（東大式エゴグラム第2版）、特定の性格特性や精神状態について測定するものとしてはMMPI（ミネソタ多面的人格目録）、GHQ（一般精神健康質問紙）、CMI健康調査票などが挙げられる。

YG性格検査では、12の下位尺度（抑うつ性、劣等感、協調性、活動性など）ごとに10の質問項目があり、下位尺度のプロフィールから5つのタイプを導き出す。

新版TEGⅡは、交流分析の理論に基づいて作成されたもので、自我を5つの要素（厳格な親のこころ、保護的な親のこころ、合理的な大人のこころ、自由子どものこころ、従順な子どものこころ）に分類し、53の質問項目の回答

を点数化し、それぞれの強弱やバランスから行動パターンや性格特徴を知ろうとするものである。

　MMPIは550の質問項目からなり、4種類の妥当性尺度と10種類の臨床尺度（心気症、抑うつ、ヒステリーなど）、精神病理学的不適応を識別する。

　GHQは60項目からなり、神経症、心身症を中心とする心因性の症状把握やうつ・緊張症状を伴った疾患など、精神的な健康度を測る。

　CMI健康調査票は144項目からなり、身体的自覚症状と精神的自覚症状について、自覚症状プロフィールを作成する。I領域（健康）からIV領域（神経症的傾向大）までの4領域に結果が整理される。

②投影法

　投影法とは、抽象的な刺激（比較的あいまいな図形、絵、文字など）を与えて、できるだけ自由な反応をひきだし、人格のより深い部分を測定しようとする検査法である。投影法の長所は、被検者が意図的に回答を歪曲することがないこと、無意識レベルの測定が可能なことである。欠点や限界は、他の検査法と違い理論的根拠と判定の基準が確立していないため検査者の主観が入りやすいこと、実施と解釈のために時間・手間・検査者の熟練が必要なこと、被検者への心理的負担が大きいことなどが挙げられる。

　投影法の代表的なものとしては、ロールシャッハ・テスト、TAT（主題統覚検査）、SCT（文章完成法）、P-Fスタディ（絵画欲求不満テスト）、描画法などが挙げられる。

　ロールシャッハ・テストは、紙にインクを落としてつくられたような左右対称の図形を示し、それが何に見えるかで被検者の物の見方や外界とのかかわり方などの人格像を描き出す方法である。用いる図版は10枚で、図のどこに（反応領域）、どういう理由で（決定因）、どのようなものが（反応内容）見えるかを調査し、これらの結果をもとに反応構造と反応過程の分析が行なわれる。

　TATは、具体的な生活場面の中にいる人物を描いた多義性のある特定の絵を提示し、その人物の過去・現在・未来にわたる空想から物語をつくらせるものである。図版は20枚あり、その物語の主人公が感じる欲求や圧力、行動のレベル、問題解決の方法、物語の結末などを分析し、人格の各側面を描

き出す。TATの子ども版にCAT、老人用にSATがある。

SCTは、被検者に不完全な文章を示し、それを自由に補足させて文章を完成させる方法である。文章は60項目あり、個人の性格傾向や潜在する歪みのほか、人生観や価値観など、トータルな人間像を把握する。成人用、中学生用、小学生用がある。

P-Fスタディは、欲求不満を生じさせるような場面の絵にある漫画風の吹き出しを埋めさせるもので、攻撃の方向（外罰、内罰、無罰）と反応の型（障害優位型、自我防衛型、要求固執型）の組み合せによって採点し、欲求不満理論に基づいて反応を分析する。成人用、青年用、児童用がある。

描画法は、「○○を描いてください」などの教示で被検者に絵を描かせ、そこから性格傾向、知能、発達の様相などを査定するものである。手法は多数あり、実のなる木を描かせる「バウムテスト」、家・人・木を別々の紙に描かせる「HTPテスト」、人を描かせる「人物画テスト」、検査者が画用紙に枠を付けて被検者に10個のアイテムを順に描いてもらい風景を完成させる「風景構成法」などが挙げられる。

③作業検査法

作業検査法は、一定の作業を被検者に与え、その作業量や作業経過から行動や性格の傾向を測定しようとする。パーソナリティよりも作業場面に反映するような精神的な敏捷性、反応性、注意力、持続性などの把握に有効である。作業検査法の長所は被検者が意図的に回答をゆがめることがないこと、結果の処理を簡易に客観的に行なえることである。限界としては、心の内面的なものや価値観などは把握できないということが挙げられる。代表的なものは内田クレペリン精神検査であり、これはランダムに並んだ1桁の数字を隣り同士合算し、1の位の数を次々と記入していく形式で、15行を各行1分ずつ行ない、5分休憩して、さらに15行を各1分ずつ行なうという作業から、得られた作業曲線の形と作業量から性格特性を判定するものである。

4　テストバッテリー

被検者のこころの全側面を把握する万能な心理検査は存在しない。現場で

検査を実施するさいには、各種検査の特徴を把握し、被検者のどのような心理的側面を知ろうとするかという検査目的から使用する検査法を選択する。各種検査はそれぞれ被検者をある１つの側面から捉えようとするものであるため、いくつかの異なる検査を施行することで、より多面的・客観的に被検者を理解することが可能となる。目的に沿って複数の心理検査を組み合わせて選択すること、またその組み合わせた検査全体のことをテストバッテリーと呼ぶ。

　テストバッテリーを組むには、検査者がそれぞれの検査の背景となる理論・実施法・整理法・解釈法について習熟し、検査目的と被検者の状況を考慮して検査を選択することが必要である。結果を解釈し、報告書を作成する段階では、それぞれの検査の結果を並べるだけでなく、各検査の情報を総合し、全体をまとめた報告書にすることが必要である。

5　査定から治療へ

　検査・面接・観察それぞれの査定で得られた情報を統合し、患者さんに結果を的確に伝えて治療に結びつけることも心理士の仕事である。査定は、十分に訓練を積んだ心理士によって行なわれ、患者さんの治療に活用できるものでなければならない。医療現場でどのように査定が行なわれ、心理検査が導入・実施されるか、その実際と注意点については、第Ⅱ部「職務」の項で述べる。

［参考文献］
松原達哉・伊藤隆二『心理テスト法入門』日本文化科学社，1983年
松原達哉・楡木満生『臨床心理アセスメント演習（臨床心理学シリーズ３）』培風館，2003年
森田美弥子「臨床心理査定学総論」岡堂哲雄監修『現代のエスプリ　別冊臨床心理入門事典』至文堂，2005年，65-66頁
長尾博『病院心理臨床入門　体裁を越えたその真実（第２版）』ナカニシヤ出版，1992年
岡堂哲雄『現代のエスプリ別冊　心理査定プラクティス』至文堂，1998年

（板橋　登子）

3-5　心理療法の知識

1　心理療法とは

　心理療法は、患者さんと治療者との治療契約に基づく人間関係を通して、症状や問題行動の緩和を心理的側面から支援し、患者さんのパーソナリティ・行動・感情・認知などの変化を促してゆく治療法である。
　狭義には、心理療法は心因性の症状や異常の解消をはかるという治療的側面が強い。カウンセリングや心理相談は、症状や異常にかぎらずあらゆる問題を対象とし、その現実的な解決のために患者さんの自主性や自発性を重視し、患者さん自身が問題解決するための潜在能力をひきだすアプローチという意味をもつ。最近では、カウンセリングや心理相談と心理療法は区別せず、広義の「心理療法」として扱われることが多い。
　なお、同義の言葉として「精神療法」がある。医師による心理治療面接を「精神療法」と呼び、心理士による同様の行為は「心理療法」と呼ぶのが通例である。

2　心理療法の理論と技法

　心理療法にはさまざまな流派が存在する。患者さんと治療者との治療的人間関係を基盤とするという性質上、人間関係を理解するための人格理論や人間観によって、治療についての考え方が大きく変化するからである。よって、心理療法を学ぶにあたって、それぞれの技法がどのような人格理論や人間観に基づいているのかをしっかり把握することが望ましい。ここでは、代表的な心理療法の特徴についていくつか取り上げるが、それぞれ詳細についてはしかるべき参考書・専門書を参照することをお勧めしたい。

心理療法の主流といわれるのは、精神分析、行動療法、来談者中心療法の3流派である。基本となる人間観、症状や問題行動の捉え方、治療目標について、それぞれの独自性をもっている。

(1) **精神分析療法**
　フロイト（Freud, S.）によって創始された精神分析の方法を基礎にした心理療法で、無意識の意識化をはかり、自己洞察を深めていく治療法である。患者さんは寝椅子に横になり、こころに浮かんでくることをそのまま分析家に伝え、分析家が解釈を行なう自由連想法を基盤としており、1回45～60分で週4回以上の頻度で行なわれる。現在は、精神分析の流れを汲みながら、寝椅子を用いず、対面法などにして、頻度を減らして週1回を原則とする形式の、精神分析的心理療法が広く行なわれている。

(2) **行動療法**
　学習理論に基づく治療方法であり、不適応行動を変容・修正させ、適応行動を引き出すことを目標とする。不適応行動や不安は学習され条件づけられたものであり、その条件づけから脱することができれば、症状を取り除いて望ましい行動や感情と置き換えることが可能だという考え方に基づいている。系統的脱感作法やオペラント法など、さまざまな技法がある。

(3) **来談者中心療法**
　ロジャース（Rogers, C.R.）によって創始された心理療法で、不適応は来談者（来談者中心療法では「患者」という言葉のかわりに「来談者＝クライエント」という言葉を用いる）の自己概念と経験の不一致によるものだとして、治療者が来談者を受容し温かい関心を払うことによって、自己一致から不適応も解消するという立場である。非指示的で積極的な傾聴を基本とし、来談者が自身の自己概念に柔軟性を取り戻し、自分の経験や感情を否定することなく、ありのままに受容することを目標とする。

　上記の3流派のほかにも、現代の心理療法はさまざまな流派を生み出しな

がら発展している。医療現場で多く導入される心理療法としては、学習理論に端を発し、認知や感情を重視する認知行動療法、身体感覚に焦点を当てる自律訓練法、日本独自の心理療法の１つである森田療法などが挙げられる。

(4) **認知行動療法**

エリス（Ellis, A.）の論理療法やベック（Beck, A.）の認知療法などを基礎とする。行動の変容のみでなく、行動の背景にある認知の変容を目標とし、患者さんの行動と認知の問題に焦点を当て、認知面から心理的な状態を回復させ、問題への対処法を習得することを目標とする。

(5) **自律訓練法**

シュルツ（Shulz, J.H.）によって開発された、心理的側面と生理的側面を重視した治療法である。自己暗示の練習によって全身を弛緩させ、心身の状態を自分でうまくコントロールできるように工夫された段階的訓練法で、神経症や心身症の治療に用いられるが、日常的なストレスの対処法としても広く用いられる。

(6) **森田療法**

森田正馬が創始した、神経症に有効な心理療法。不安や抑うつ状態をあるがままに受け入れて、自力で治す力をつけることを目的に、段階的に自己のあり方を修正していく。原則として40〜60日の入院期間を設けるが、近年では外来森田療法も行なわれている。

心理療法は主に言語によるコミュニケーションを媒介とするが、非言語的な手段を媒介にして、言語のやりとりで自分の気持ちをまだ十分に表現できない子どもにも応用できる治療法も開発された。遊戯療法、箱庭療法、芸術療法がそれにあたり、箱庭療法や芸術療法は成人を対象にすることも可能である。

(7) 遊戯療法

　遊戯室（プレイルーム）で玩具や遊具を用いた遊びを媒介として展開され、治療者との治療関係を基盤として子どもの自己治癒力を引き出し、内的な葛藤の解決や自己成長を援助しようとする、児童のための心理療法。

(8) 箱庭療法

　カルフ（Kalff, D.M.）によって発展させられた、所定の砂箱（57×72×7cm、内側が青く塗られている箱を用いる）と、さまざまなミニチュアを用いて、自由に箱庭をつくらせていく治療法。砂を触る感覚が程よい退行を促し、患者さんの内面的な世界が自由に創造的に表現される。治療者は一緒に立ち合って、患者さんが自由に作品をつくる過程を見守り、患者さんのこころに沿って受容する。

(9) 芸術療法

　さまざまな芸術作品を創造する活動に心理療法としての効果を求めるもので、絵画療法、音楽療法、写真療法など、さまざまな技法がある。表現することによって鬱積していた感情の解放や、自己の再確認、喜びの感情をもたらし、心身の機能回復をはかる。

　心理療法には、個人を対象として介入する技法のほかに、家族や集団を対象とする技法がある。家族療法と集団療法、またそれらを応用した、以下のようなアプローチが挙げられる。

(10) 家族療法

　1950年代に複数の心理療法家によってはじめられた、家族を対象とした心理療法の総称で、家族の1人に現われている症状を家族関係の中で捉え、患者さんが家族と共に問題解決をはかる方法である。問題を抱えた人だけでなく、家族全体にアプローチをして家族成員で合意の得られた治療目標を定め、それぞれの治療戦略に基づいて介入を行なう。

⑾　心理教育的アプローチ

精神疾患について、疾病についての知識や服薬の効果などを最大限に伝える教育的な部分と、家族への心理的援助と対処技術の増大を目的とした家族療法的な部分とが組み合わさった技法。

⑿　集団心理療法

複数の患者さんと1～2人の治療者で構成され、一定時間話し合いをする場を設け、病状の回復をはかる。メンバー間の言語的な相互作用を媒介として、自己理解・修止情動体験・洞察・現実吟味の増大・心理的成長をもたらすことを目的とする。

⒀　心理劇

モレノ（Moreno, J.L.）によって創始された集団心理療法。脚本のない即興的な劇を自発的に演じたり、役割交換をしたりして、他者の立場から自分を見ることを可能とし、自己理解や洞察を深め、自発性や創造性を促進する。

⒁　SST（Social Skills Training：社会生活技能訓練）

認知行動療法の理論に基づく技法であり、人とのつきあい方を学び、不足している知識を充足し、不適切な言動を改善し、より社会的に望ましい行動を新たに獲得していくものである。患者さんがさまざまなストレスに対処できるように生活技能を高め、生活の質を改善し、再発を防止することを目的とする。

3　心理療法の限界

それぞれの心理療法には、その対象・問題行動や症状について適・不適があり、万能な治療法は存在しない。たとえば、ある治療法の導入について「思春期以降の患者さんには有効だが、児童もしくは知的に遅れのある患者さんにはほかの治療法を検討する」「うつ病の治療には有効だが、統合失調症の治療には限界がある」など、心理士は自身が導入しようとする心理療法

の技法について、その適用範囲と限界についてよく知ったうえで、患者さんに提供すべきである。

また、技法のほかに、学童期・青年期・成人期・老年期等、発達段階別の心理療法の特徴、神経症水準・境界例水準（人格障害に相当）・精神病水準などの病態水準別の心理療法の特徴についても知識と経験が必要である。この点については、本書の「発達心理学の知識」「精神疾患の知識」の項や、他の専門書を参考にしていただきたい。

4 心理療法の過程

心理療法の過程は、大まかにはインテーク（受理面接）→査定面接→治療契約→治療面接→終結または中断という流れであり、この流れは多くの技法において共通している。

インテークは、患者さんに対して行なわれる最初の面接であり、ここで患者さんの主訴、抱えている問題の経過、相談歴などの情報を聴取し、治療の方針を検討する。

査定面接では、患者さんのパーソナリティや病態水準、知的発達の水準などを整理し、さらに患者さん自身の希望も考慮して、心理療法の導入や用いる技法について、適切であるかどうかを判断する。必要に応じて、この段階で心理検査を施行することもある。

治療契約は、心理療法の導入が患者さんにとって適切であると判断された場合、患者さんと治療者との間で交わされる治療方法や時間・料金などの取り決めである。後述のように、治療契約はその内容が治療構造の一部として機能するため、非常に重要な手続きであり、基本的には治療期間中に変更することは稀である。ただし、患者さんの病状やとりまく環境の変化が生じた場合、またはそれまでに把握しきれなかった問題が顕在化した場合などは、このかぎりではない。

治療面接は、治療構造という枠組みの中で、一定の治療方針によって行なわれる。面接回数や期間は、数回・数カ月単位から数百回・数年単位までさまざまであり、面接初期→中期→終結という経過で起こる治療者と患者さん

との関係性の変化は、患者さんの状態や治療者が選択する技法によってさまざまな展開をたどる。

　治療の終結とは、治療目標が達成される、あるいは患者さんが治療者から離れても自分で問題解決をする力や自信を身につける、などの状態によって心理療法を終わりにすることである。患者さんが独断で治療を辞めてしまう、あるいは治療の継続が困難になってしまって途中で終わることは中断という。終結後、その後の経過をフォローするフォローアップセッションを行なうこともある。

　どの技法を用いるにしても、治療のどの段階であっても、治療者は患者さんとのラポール（温かい感情の交流に基づく信頼関係）をつくるように努力し、患者さんの話をよく聴き、受容的な雰囲気を心がける。これが治療の第一歩である。しかし、治療が進むにつれて、患者さんはさまざまな葛藤やこころの問題を治療者に向けて出してくる。このことで、築き上げてきたラポールが崩れたり、患者さんと治療者との間に一見すると否定的な関係性が生じたりすることがある。

　しかし、そのことは、治療が次の段階に進んだことを意味する。治療者はその関係性の意味を検討し、一貫して患者さんの問題に共に取り組むことを伝え、その態度を崩さずに、患者さんとの相互作用を根気よくつづけ、患者さんが自分自身の悩みや問題、あるいは症状をコントロールし、自分自身で問題を解決できるように支援しながら治療をつづけていくのである。

5　治療構造の重要性

　心理療法にはさまざまな技法があるが、どの技法にも共通していえることは、患者さんの問題解決のために、ある治療目的をもって、患者さんと治療者がその目的に向けて力を合わせて取り組んでいくということである。それを約束することが治療契約であり、契約の内容が、今後治療をつづけるために必要な治療の構造化、つまり枠組みの設定となる。

　契約内容は、曜日・時間の設定、1回あたりの面接時間や面接間隔といった時間に関するもの、面接料金・支払い方法・キャンセル時の扱いといった

金銭に関するものなどであり、時間的・空間的・金銭的な枠組み、治療構造を守るということである。

　また、治療の目標、プライバシーの守秘義務、暴力の禁止などの限界設定も必須である。これらの治療構造には、制限されるという側面がある一方で、日常と非日常である面接との境界をはっきりさせて、治療者と患者さんの双方の守りを固め、その守られた空間で患者さんの心理的成長が促進されるという側面をもつため、構造化して枠をつけることは心理療法においてたいへん重要である。

[参考文献]
藤土圭三「心理学と人間生活(2)臨床心理学」久保良敏監修『心理学図説』北大路書房，1978年，204-233頁
笠原麻里「子どもと家族の心の治療　心理療法」母子保健情報55号（2007年），89-94頁
遠山敏「こころの病いと療法」原岡一馬編『心理学概論』ナカニシヤ出版，1986年，178-193頁

　　　　　　　　　　　　　　　　　　　　　　　　　　　（板橋　登子）

[もっと詳しく学ぶためのブックリスト]
〔異常心理学の知識〕
米国精神医学会（2000年）高橋三郎・大野裕・染矢俊幸訳『DSM-IV-TR 精神疾患の分類と診断の手引き（新訂版）』医学書院，2003年
原田憲一『精神症状の把握と理解』中山書店，2008年
世界保健機関（1992年）融道男・中根允文・小見山実・岡崎祐士・大久保善朗監訳『ICD-10 精神および行動の障害—臨床記述と診断ガイドライン』医学書院，2005年
〔発達心理学の知識〕
馬場禮子『精神分析的人格理論の基礎』岩崎学術出版社，2008年
F．ドルト（1984年），榎本譲訳『無意識的身体像—子供の心の発達と病理Ⅰ・Ⅱ』言叢社，1994年
神谷美恵子『こころの旅』日本評論社，1974年
北田穣之介・馬場謙一・下坂幸三編『増補　精神発達と精神病理』金剛出版，1990年
岡本夏木・浜田寿美男『発達心理学入門』岩波書店，1995年
E．R．ウォーレス（1983年），馬場謙一監訳『力動精神医学の理論と実際』医学書院，1996年
〔精神疾患の知識〕
馬場謙一編『心の健康と病理』放送大学教育振興会，2004年

上島国利・上別府圭子・平島奈津子編『知っておきたい精神医学の基礎知識』誠信書房，2007年
〔心理査定の知識〕
上里一郎監修『心理アセスメントハンドブック』西村書店，2001年
下山晴彦『臨床心理アセスメント入門』金剛出版，2008年
氏原寛・亀口憲治・馬場禮子・岡堂哲雄・西村洲衞男・松島恭子『心理査定実践ハンドブック』創元社，2006年
〔心理療法の知識〕
丹野義彦・利島保編『医療心理学を学ぶ人のために』世界思想社，2009年
鑪幹八郎監修『精神分析的心理療法の手引き』誠信書房，1998年

第Ⅱ部

医療現場ではたらく心理士の仕事

第4章

心理士の職務

　本章では、「医療現場の心理士の職務とはどのようなものか」について紹介する。おおむね時間的な流れに沿って、「初診時の職務（インテーク）」から「診断への協力」「治療への協力」といった項目を取り上げる。
　とくに「治療への協力」は幅広い活動が行なわれているため、代表的なものについて紹介する。具体的には、導入面接、心理療法はもちろん、家族面接、ソーシャル・ワーク、緩和ケアを取り上げた。
　また、入院中心の精神科医療から地域生活支援への転換の時代を迎え、精神科においてもリハビリテーションが非常に重要視されてきている。それらについて「リハビリテーションへの協力」として紹介する。

4-1　初診時の職務（インテーク）

1　インテークとは

　心理士であれば、だれもが必ず経験するであろう職務、それがインテーク（病歴聴取）である。これは医療機関に勤務する心理士にかぎらない。患者さん、もしくはクライエント（相談に来た人）は、当然ながら何かに困っていて、もしくは苦しんでいて、なんらかの援助を求めて医療機関や相談機関を訪れるのだが、「何に」「どんなふうに」困っているのかを明らかにしない

かぎり、援助の方向性は定まらない。その内容を同定し、予測を立てるために必要な情報の聴き取りがインテークである。

同時に、インテークは治療をする側と治療を受ける側の、ファーストコンタクトの場でもある。訪れる者にとって、そこは未知の世界である。当然ながら、期待と同時に若干の不安を抱いている。患者さんやクライエントは、この場所が自分を委ね、共に治療の道のりを歩んでいくに値するところであるかどうかを確認してもいる。その意味で、今後の協力関係を構築するための、重要な時間と空間でもある。

これは、どのような相談機関でも共有されるインテークの機能であろう。そのうえで各領域・各機関によって求められる、独自の機能がある。

2　医療機関で求められるインテーク

では、医療機関で求められるインテーク機能とは何か。それはまぎれもなく医師の初診時の見立てに必要な情報を揃えること、つまり病歴の聴取である。さらに限局すれば患者さんの言語的・非言語的主訴を理解し、主訴をとりまく症状とその変遷を拾い上げていく作業であるともいえる。これは患者さんの「困っていることを聴く」ことと同義ではない。多くの心理士は「相手の気持ちを聴く」ことを中心に訓練を受けてきている。患者さんの想いに配慮する基本姿勢を守りつつ、インテークの目的が、気持ちをわかってあげることではなく、情報を聴取することであることを忘れてはならない。

また、これを単なる医師の"下請け作業"と誤ってはならない。医療機関は1つのチームである。そして初診の時間は限られている。診断を念頭に入れた的確な病歴の聴取があれば、医師はそれを元に要所を絞って患者さんの苦しみの「質」を聴くことができる。その苦しみの背景にある、さまざまな要因に触れる時間的余裕も与えられよう。双方の作業が有益に作用してこそ、複眼の視点をもった見立てが生まれ、当面の治療方針が組み立てられるのである。この分業と協力関係の質が、今後の治療を決定するといっても過言ではない。

そのためにも、精神医学、症候学、精神病理学の知識は必須である。初診

外来を担当する医師と同程度とはいわないが、精神科研修医程度の診断能力は必要となる。短いインテークの時間に必要な情報をとるということは、精神医学的診断を予想し、診断基準を埋める主要症状の有無を確認し、その症状がいつから出現し、どのように変遷していったかの歴史を、聴き手がうまく導きながら患者さんに語らせていくという技術が必要だからである。

病歴聴取についての具体的な技術は、先般改訂された笠原の名著『精神科における予診・初診・初期治療』以上に語るべきことはないであろう（笠原, 2007）。ここでは架空症例を提示し、病歴聴取のあり方を具体的に検討してみたい（以下、患者さんの言葉を「　」で示し、インテーカーである心理士の言葉は〈　〉で表記する）。

3　病歴聴取の実際

(1)　事　例

Aさんは26歳女性会社員。診療カルテの問診票には「やる気が出ない」「ときどき不安定で泣いてしまう」「仕事から帰るとグッタリしてしまう」と書き込まれていた。また、問診項目の「食欲がない」「眠れない」をチェックしている。待合室の様子では、年齢相応の清潔感のある服装で乱れはなく、化粧を施し、頭髪もきちんと整えられていた。

〈お待たせしました、Aさん、お部屋へお入りください〉とドア口まで出迎えて声をかけると、すっと立ち上がり部屋に入ってくる。「よろしくお願いします」とていねいに挨拶し、椅子に坐る。〈こんにちは、私は心理士のBと申します。医師の診察の前に大まかに、お困りのことについてうかがいたいと思います〉と挨拶。「はい」と答え、話しはじめる。

「やる気が出なくて仕事が手につかなくて……すぐ疲れてしまうのです。仕事から帰ってくるとグッタリして何もできない……。疲れているのかなと思っていたのですが、先日急に涙が出て、自分ではどうして泣いているのかわからないのに止まらなくて……。もし仕事中にそんなことがあったらどうしようと不安になって、そういえば気分も最近不安定だなと……」とつづけていく。〈仕事が手につかないというのはお困りでしょうね。急に涙が出て

しまい、ご不安になられたのが、ここに来ようと思われた直接のきっかけだったのですね〉と、一旦話を止めて確認する。「はい」〈ここはご自分で調べられたのですか？〉「はい、インターネットで」とのことである。

「やる気がない」ことについて確認していく。仕事は"だるくて手につかない""面倒で仕方ない"という感じが主で、混乱して処理不能というわけではない様子だった。帰宅すると、グッタリして資格取得の勉強もできず、気分転換にも休日の外出が面倒という。やりとりのなかで、最近新しい服を購入していること、入浴は保たれ、化粧落としも毎日行えていること、新聞やテレビを見ることは苦痛ではないことが確認された。

最近、テレビで「うつ」の特集をやっており、自分もそうではないかと思った、やる気のない自分が嫌になってイライラしたような嫌な気分になり、明日こそ頑張ろうとするが、結局やる気が出ないで1日が終わるという。

〈自分をひどく責めて、こんな自分では生きる価値がない、申し訳ないと感じますかね〉と聞くと「もう嫌という感じ。弱いなと思う。テレビで言っていたようにストレスが大きすぎるのだと思う」という。

〈死にたいという気持ちは？〉「そこまでは思わない」〈1日で、とくに朝の具合が悪いなど、気分に波がありますか？〉「出勤前はとくに気が重い。でも1日ずっと嫌な気分」と答える。〈いつ頃からそのような状態になったのですか？〉と確認すると「半年くらい前から」とのこと。部署が異動になり、周りに溶け込もうと積極的に雑務を引き受けていたら、どんどん仕事を押し付けられるようになった。ストレスがたまるようになったという。〈急に涙が出るようになったのも、その頃からですか？〉2週間前の帰宅途中、急に泣けてきたという。このような状態が過去にあったか確認すると、中学と大学時代に落ち込んだことはあるが、ここまでではなかったという。聴くと、睡眠は寝つきが悪く朝の目覚めが悪いが、6時間程度つづけて眠れており、休日は昼まで寝ている。食欲はないが体重減少は見られない。喫煙はなく、飲酒はつきあいで飲む程度。常用薬はない。生理は順調だが生理痛が重い。

念のため、周囲が悪く言っているように思うことはないか、変な考えが浮かんでくることはないか確認するが、ないとのこと。精神科受診は初めて。

過去にこれといって大きな病気も大きな怪我もない。なお、家族および親族に精神科疾患はないという。最後に家族構成を聴く。

　Aさんはインテークの間取り乱す様子はなく、質問には明瞭に答え整合性のとれた話し方であった。〈ありがとうございました。いまうかがったお話を参考に、医師が診察を行ないます。話しきれなかったこと、ほかに気になることもおありでしょう。それらは遠慮なく、診察時に医師にお伝えくださいね。それでは再びお呼びしますので、外でお待ちください〉「ありがとうございました」と言って、Aさん退室。ここまでを15分で行なった。

(2) 除外診断を念頭にインテークを組み立てる

　インテークで絶対に見逃してはならないのは、意識障害と精神病性の症状の有無、とりわけ統合失調症、なんらかの器質性精神疾患、うつ病の鑑別は重要である。これらの除外診断を念頭にインテークを組み立てていくとよい。また当然のことながら患者さんの身体面への注意・観察を怠ってはならない。高齢のアルコール依存症者などの場合、インテーク中に容体が急変することさえある。さらには昨今の傾向として、心身の不調を始めから精神的なものと決めてかかり、身体面での診察を受けないままに精神科受診につながるケースもある。発汗、振戦、顔色不良、発語のもつれや視点の焦点が定まらないなどのサインを見落としてはならない。緊急性が懸念される場合には、インテークを切り上げて医師の診察にすぐにつなげる臨機応変さが必要である。

　Aさんは、意欲低下、感情失禁、睡眠障害、食欲低下などの抑うつ症状を主訴として外来を訪れた。最初に疑うべきは気分障害（うつ病）であるが、多くの精神疾患に付随する症状でもあり、見極めが必要である。よって各症状の程度と質を問うとともに、大うつ病エピソードの存在を確認していく作業が中心となる。Aさんの様子から自我状態は安定していることが予測できたので、まず自分から困っていることを話してもらった。本人にどのように体験されているかを、知るためである。

　予想どおりAさんには、制止を含めた思考障害は認められない。この時点で統合失調症は除外され、大うつ病でもないという仮説が成り立つ。もし患者さんに身なりの乱れが見られたりひどく焦燥したり切迫した様子なら、最

初からインテーカーが主導し症状確認を行なう方法に切り換えたほうがよい。統合失調症や大うつ病で自由に語らせることは、多大な負荷となる。

　Aさんは自らの状態を描写しはじめたが、そのまま語るにまかせるのではなく、病歴に焦点を絞るため拒絶的でないかたちで介入し話を止めることも大切である。そして仮説に従って、症状の質や、有無について確認作業をつづける。ときに不安感、周囲や家族への不満、自分のつらさがとめどなく溢れて止まらない患者さんもいる。その場合は〈そのお話はとても重要なことですから、診察のときに医師にお話しくださいね〉〈なるほど。大事なことですが、ここではざっといままでの流れをうかがいたいので〉などと伝え、病歴聴取に戻していくことが重要である。

　次に、本人が自覚している誘因を明らかにする。Aさんの場合、環境の変化があり、具体的なトラブルはないが、彼女の中で周囲の人に対してなんらかの感情的なわだかまりがあることが確認される。心理士としてはその内容が気になるところだが、なんらかの誘因があるという事実にとどめる。過去の落ち込みについても同様である。なんらか心因性の抑うつ状態であることは明確であるが、あくまで病歴聴取である。内容は医師が診察で聴けばよい。

　最後に、身体疾患の有無、既往、家族負因と薬物・アルコールなどの乱用や嗜癖、自傷行為、思春期以上の女性ならば生理の有無を必ず確認する。遺伝負因があればより生物学的要素が強いことが予想されるし、嗜癖や自傷行為があれば内服コンプライアンスが悪くなったり、不安・苦痛耐性の低さから、治療過程で何らかの衝動・自己破壊行為が起こる可能性もある。今後の治療方針にとって重要な情報である。

(3) カルテの記載

　以上の内容を書き直しなく、主訴、その変遷というかたちでわかりやすく、直接カルテに記載していく。医師が診察時に付け加えるかたちで書き込めるよう、十分な余白をとって記述していく工夫があってもよい。以上を診療カルテにまとめると、次のようになる。

　主訴：やる気が出ず仕事が手につかない、急に涙が出て止まらない。

起始経過：半年前の部署異動後、周囲に溶け込もうと積極的に雑用を引き受けていたら仕事過多となり「ストレスがたまるようになった」。しだいにやる気が出ず仕事が手につかなくなり、「そんな自分が嫌になってイライラして」嫌な気分になることを繰り返す。2週間前に意図せず「急に涙が出て」うつ病ではないかと疑い、「仕事中にそうなったら困る」と思って自主的に受診した。精神科受診は初めてである。
　現在は、「だるい」「疲れる」ため、帰宅後何も出来ない状態になる（ただし入浴などの自律的生活は保持）。
　既往歴：n.p　中学、大学時代に「落ち込んだ」ことあり。
　教育歴：大学卒業後、一般就職（事務）
　家族歴：父、母、同胞なし、現在1人暮し。親族含め精神科受診歴なし。

　生活史も併せて聴取する場合や、研修のための教育的色彩が濃い機関では、40分近い時間をインテークに充てる場合もあるが、多くの外来で病歴聴取にかけられる時間はせいぜい15分から20分であろう。中安も指摘しているが、初診での患者理解はパターン認知が必要となる（中安, 2007）。そのため多くの患者さんに出会い、その病型のイメージを記憶していくことは重要である。そしてインテークで求められることは、患者さんのすべての情報を聴くのではなく必要十分な最低限の情報を聴くことである。これらを常に意識することが、豊かな病歴聴取を生み出すのである。

　　　　　　　　　　　　　　　　　　　　　　　　　　　　（堀江　姿帆）

4-2　診断への協力

1　生活史の聴取

(1)　生活状況を経時的に把握する作業

　生活史の聴き取りとは、具体的にいえば、養育環境、発達期の状況、学校生活、家族や周囲との人間関係、就労状況などを含めた、その人の受診時までの生活状況を経時的に把握する作業である。広い意味では家族歴聴取とも重なり、インテークでの「生育歴の聴取」として理解される場合も多い。しかしここで述べるのは、やや質を異にするものであることを断っておきたい。

　インテーク時の生育歴聴取では、事実関係を確認するにとどめる。家族についてならば、何人いて現在はだれとだれがどこに住んでいるのか、婚姻関係の有無、関係は親密か疎遠か、年齢や職業など、最低限の情報でよい。家族図（ジェノグラム）にまとめられる情報と考えてもよい。

　生育状況についても、職業歴や職務内容、経済状況、休職や転職の有無、学歴や出席状況などの現実的な情報を収集していく。つまり、症候学的診断に貢献する事実や行動を聴取するのである。一方、ここで述べる生活史の聴き取りは、出生から現在に至るまでの、その人が生きてきた"ストーリー"を知ることが目的である。いままでの人生がどのように体験され意味づけされているのかという、その人にとっての世界（心的現実）を話してもらう機会であるといえる。

　そのため、事実関係の羅列となるような聴取は避けたい。1つの出来事であっても、その人にどのように体験されたのかを意識して聴き、自由に語ってもらい、そのなかで細部を膨らませていくような問いかけをしていくことが望ましい。

　インテーク段階でこのような生活史の聴取を行なわないのは、もちろん時

間的制約もあるが、詳細な生活史を聞くことでこころの枠組みが緩み心身のバランスが崩れたり、こころの奥に入りすぎて不安を喚起する危険性があるためである。よって、どのような患者さんにも最初からあまり詳細な生活史の聴取を行なうべきではない。生活史の聴取は、患者さんのパーソナリティのありよう、対人関係の質、問題や現実への対処様式が、現在の問題に深く関係していると予測された場合に、それらがどのように形成されてきたかを理解するために、何回かの面接の間に徐々に詳しくなされるべきである。

(2) **生活史聴取の実際**

以下、その実際を見ていきたい。前項「インテーク」に登場した架空事例のAさんを例に挙げる。

インテークのあと、Aさんは医師の診察を受けた。医師は本人が最も苦痛を感じている抑うつ症状の初期治療として、抗うつ剤と睡眠導入剤を処方した。同時にAさんの症状がいわゆる気分障害のものではなく、不安をベースとした反応性の抑うつ症状であろうと見立てたようである。医師はAさんの対人関係やパーソナリティに、なんらかの弱点があるのではないかと予測した。そこでAさんのパーソナリティのさらなる理解のために、心理士に生活史の聴取を依頼した。

なお診察時に、現在両親とは関係が密ではないこと、入社4年目であること、中学時に一時期不登校であったことが確認されている。

〈Aさん、どうぞ〉と部屋に招くと、ていねいな挨拶と微笑とともに入室。今日のことが医師からどのように説明されているか確認すると「もう少し詳しくあなた自身を理解したいのでと聞きました」と答える。〈今日はAさんの生い立ちについて、少し詳しく教えていただけませんか？〉と伝える。一瞬顔がこわばり「過去のことが関係あるのですか？」と不安な表情を浮かべたが、話したくないことは話さないでよいと伝え、〈どちらでお生まれになって、どのような子ども時代をお過ごしになりましたか？〉と聴くと、すんなり話しはじめた。

都心部で出生、小さいときは幼稚園でも小学校でも普通の子どもだったと

いう。成績は上の下くらい。中学校では女子グループの対立があって「表面上仲良くしているのに裏では悪口をいう」友人たちが「信じられなくなって」一時期不登校に。高校受験を意識しはじめ登校再開、相談機関にはかかっていない。高校は「そこそこの学校」で、予備校と部活（音楽部）を中心とした生活で「楽しくもなく辛くもなく」過ごしたという。

　浪人せず第２希望の私立大学文学部に入学、はじめてのアルバイト先で彼氏もでき「自由ってこういうことかと初めて実感した」という。彼は「独占欲の強い人」で髪型から服装まで指定し、Ａさんは"彼好み"であるよう必死に頑張ったが、大学２年の冬に理由もわからず「別れよう」と言われた。そのときは「自分の価値が全部否定されたように感じて」食欲が落ち、何も手につかず、家に引きこもったという。それ以降、男性関係はない。大学３年になり就職活動が始まったため自然と登校するようになり、事務職で現勤務先に就職、それを機に家を出た。

　最初に配属された部署は「新人を育てる気持ちがあって目がゆきとどいていた」が、現在の部署は無関心でギャップが大きいので余計つらいと話す。特別趣味もなく、親密な友人関係もない。休日は買い物をしたりたまに映画を見たりするという。

　〈ご両親はどんな方ですか？〉と聴くと、「別に……」と答えない。〈あまり好きではない？〉と促すと「はい」と答え、小さいときから両親の仲が悪く「家族がバラバラになってしまう」とビクビクしていたと話し出す。父は自分の思いどおりにならないと露骨に不機嫌になり、昂じると怒鳴った。母は最低限の家事はやるが、「自分は家政婦だ」「Ａが大きくなったら離婚して遠くで暮らす」とＡさんに繰り返し語っていたという。両親が２人だけで話をすることはなく、Ａさんは様子をうかがいながら、両親のどちらかが怒り出さないようにいつも気を遣って間に入っていた。いまも同じような状況なのに「結局離婚しないで一緒にいる母親にも、あの脅かしはなんだったのかと言いたい」と侮蔑的に言い放ち「それでも表面上は、いい家族。両親は自分のことばかり。本質的には子どもが大事じゃない。そんな人たちに期待できないし、かかわりたくない」と、このときだけ感情的に語った。

　話してくれたことを労い、約30分の生活史聴取を終了した。

(3) 治療を支える心的資源を査定する

　生活史の聴取では、何を聞くための時間なのか、それがなぜ必要なのかの合意が最初に必要である。生活史は非常にプライベートな内容であり、語りたくない自分の人生が含まれている可能性も高い。Aさんの場合は聴取の目的を医師がきちんと伝えているが、そうでない場合は心理士からの説明が必要である。

　生活史はなるべく順を追って、早期から聞いていくほうがよいが、幼稚園以下のことは覚えていないという人がほとんどであるので深追いはしない。発達に重大な問題があると予測した場合は、家族を呼び聴取することを検討するのもよいだろう。話がスムーズに出てこない場合は、ライフ・イベントに沿って、〈それで中学校時代は……〉〈初めての異性とのおつきあいは……〉など、節目ごとに促すように介入する。

　一般的に重要とされるライフ・イベントとは、本人の進学や職業選択・恋愛・結婚（出産）・病気、また死を含めた近親者との別離・家族成員の変化・引越などの大きな生活変化が挙げられよう。それらの流れのなかで、その人にとって"大きなこと"として体験されている出来事が浮かび上がってきたらそれを取り上げ、どんな体験として、どう感じられ、どう収束していったのかという視点で、細部を膨らませるように聴いていく。

　Aさんであれば「中学の不登校」「大学時代の恋愛」が当てはまるだろう。そのさい、本人が感じた情緒を確認することを忘れてはならない。述べた言葉は「絶望感」などと心理士がまとめず、患者さんが話したままの言葉で記載しておく。

　家族についての聴取も同様である。家族内で大きな出来事があったのかどうか、本人が家族をどう見ているのかは、必ず確認すべきであろう。それはときに家族側の主張と大きく食い違うこともあるが、ここで大切なのはあくまで「本人にとっての家族」である。それが現実かどうかは、あとから検討すればよい。家族の中でも、両親・兄弟に関する情報は必須であろうが、その生い立ちのなかで本人が重要と認識している他の家族成員がいるならば同様に聴く。

　またこれは純粋な意味での血縁関係にかぎらない。本人にとって"重要な

他者"との関係は、その後の対人関係やパーソナリティ形成に大きく影響するものだからである。これらの情報に加えて、本人の学力や趣味、友人関係、学校や家族外の社会活動の有無などを確認するとよい。患者さんの主体性や興味の幅、対処能力、サポートの有無など、今後の治療を支えていく心的資源が、これによって理解できる。

　生活史を聴取しおえたときには、疾病を超えたその人の"人となり"が、生き生きとしたかたちで描き出せるようになっているだろう。患者さんのもつ困難が、その人の"人となり"とどのように絡み合っているのかを、ストーリーをもって理解できるようになるだろう。

　そして、これらの予測（見立て）が、患者さんの理解にさらなる深みをもたらすのである。

（堀江　姿帆）

2　心理検査

(1)　実施の前に

　まず検査計画を立て、検査目的に合わせて検査を選択する。患者さんの何を明らかにしようとしているか、そのためにどの心理検査を用いるか、そして実施可能かを検討し、必要に応じて適切なテストバッテリーを組む。使用する検査方法は、検査者自身が使いこなせるものである、検査を実施するための場所と時間が確保されている、実施しようとする検査が患者さんの年齢や能力に即している、そして患者さんにとって過大な精神的・身体的負担にならないものである、などの条件が挙げられる。

　テストバッテリーでは、質の異なる情報を相互補完的に提供できるように検査を組み合わせる。たとえば、性格検査の中でも、質問紙法と投影法ではそれぞれ得られる情報が異なり、さらに投影法のなかでもロールシャッハ・テスト、TAT、SCTで、それぞれ異なる。意識の水準は、意識・前意識・無意識の3つに分けられるが、ロールシャッハ・テストではより深い人格の層や無意識レベルが、TATでは主に前意識レベルが、SCTでは比較的浅い前意識レベルの部分が投影されやすく、質問紙法の多くは意識レベルのここ

ろの状態を知ろうとするものである。

　検査法によって検査状況の性質も異なる。検査状況の違いの1つは、検査室で検査者と被検者が1対1で施行される対人的なものと、被検者に記入法を説明して別の場所にて1人で記入してもらう非対人的なものとの違いである。もう1つは、構造化の程度である。構造化された検査は、知能検査や質問紙法のように、検査目的が被検者にもわかりやすく、検査項目が日常的・具体的な内容で構成されており回答様式が限定されているため、被検者が反応をコントロールすることが容易である。構造化の程度が緩い検査は、投影法のように検査刺激が曖昧で、問題の意図が抽象的で不明瞭なため、被検者の回答は自由度が高く、自身で反応のコントロールをすることはむずかしい。このような対人度や構造の違いによって、異なった側面から患者さんの特徴を捉えることが可能である。

(2) 心理検査の実施

　治療のために必要な心理検査であっても、患者さんの了承なしに実施してはならない。かならず検査の目的と意義を伝えて患者さんの了承を得る。主治医からの依頼による場合は、〈今回心理検査を受けることについて、主治医からどのように聞いていますか？〉など、検査受検についてどの程度理解しているか確認し、心理士からも説明を加え、患者さんの検査に対する動機づけを確かなものにする。

　心理検査では、被検者の気分や体調、検査者自身の雰囲気や態度も、検査の進行や結果に影響を与える可能性があるため、検査室を使用する場合は、適切な温度・湿度・採光で、騒音がなく落ち着いて検査を受けられるように整えておく。

　さらに、検査場面そのものを不安や脅威と感じる人もいる。たとえば、「こころの中に土足で踏み込まれる」というような圧迫感や侵害感、検査者に対して生じる服従的・依存的な構え、「検査結果が悪用されないか」という不信感などである。このような不安感や恐怖感、緊張をできるかぎり取り除くように配慮し、検査者と被検者との間に信頼関係が成立していることで、心理検査にその人らしさが反映され、より正確な検査結果が期待される。

検査の実施は、手引きや解説書などの手続きに忠実に行なう。勝手に問題内容を変えて出題したり、回答を誘導したりヒントを出したりするなど、自己流に行なってはならない。ただし、検査にかかる時間が長くなって患者さんが疲れてしまったときは、患者さんの状態に応じて休憩を入れる、2～3日に分けて実施するなどの対応をとることもある。課題に対する患者さんの応答はもちろんであるが、検査中の口調や行動などについても、できるかぎり記録にとどめておく。

(3) 報告書の作成

検査結果を所定の手続きに従って整理し、報告書を作成して依頼者（主治医）に提出する。検査の種類や依頼者の依頼目的によって形式が異なる場合もあるが、どのような報告書でも、患者さんの年齢・性別・職業などの基本的な情報、検査目的、実施した検査法については必ず記載しておく。以降の構成は必要に応じて、患者さんの検査態度、知的機能、性格傾向、病態水準や現実把握の程度、衝動統制の程度、抑うつの程度、主な防衛機制、対人関係や家族関係の特徴、生活上の問題、得られる社会的資源などをまとめ、最終的に患者さんにとってよりよい治療方針の検討につなげる。

報告書は、依頼者が読みやすいように、要点を明確かつ簡潔にまとめる。冗長な報告書にならないよう、A4またはB5用紙で1枚、多くとも2枚以内にまとめられるようにするとよい。どの職種のスタッフにも理解してもらえるように、専門用語は用いないようにする。専門用語を多用すると読みにくいだけでなく、職種や依って立つ理論が報告書を書く側と読む側で異なる場合、書き手の意図が十分に伝わらず、誤解が生じる危険性がある。また、だれにでも当てはまるような曖昧な表現は避け、その患者さんらしさが読みとれるような報告書を心がける。

テストバッテリーを組んで複数の検査を行なった場合は、個々の検査ごとの結果だけでなく、各検査の情報を総合し、検査間の結果が一致しているか、それとも相違があるか、相違があるとしたらそれはどういう意味をもつのか、それぞれの検査の特徴や限界もふまえて検討し、総合的な解釈をすることがテストバッテリーの意義でもある。

先に述べたように、自己記入式の質問紙法とロールシャッハ・テストなどの投影法とでは、得られる情報も構造化の程度も異なる。たとえば、質問紙法ではまとまった反応だが、投影法で混乱した反応になる人もいれば、その逆の結果になる人もいる。質問紙法ではまとまった反応、投影法で混乱した反応になる患者さんの場合は、構造化された状況では混乱せず対応できるが、非構造的な状況では混乱が生じたと考えられる。質問紙法で混乱した反応、投影法では混乱のないまとまった反応をする患者さんの場合は、非対人的で構造化された質問紙法では自分の問題を素直に表現できるが、対人的で構造が緩く退行促進的でもあるロールシャッハ・テストなどの投影法では過剰な防衛がはたらいた、という可能性がある。

　あるいは、対人的な状況で「検査者に自分のことをわかってもらいたい」と頑張ってまとまった応答をするが、1人で質問用紙に向かったときには混乱したり、やる気がなくなったりする傾向がある、という可能性も考えられる。

(4)　患者さんへの所見伝達

　心理検査を実施する心理士の仕事は、検査の準備・実施・解釈で終わるものではなく、患者さんに結果をフィードバックして自己理解や治療への動機づけにつなげるまでの過程も含まれる。とくに心理療法を導入することが前提である場合は、患者さんの警戒心や防衛を強めることのないように、伝え方には工夫が必要である。

　検査所見は、患者さんが成人であれば本人に伝える。患者さんが年少である場合は、保護者に所見を伝えることもある。いずれの場合も、本人の依頼や許可がないかぎりは他の人に伝えることはないという守秘義務を徹底させる。所見を伝達するさいに、依頼者（主治医）に提出した報告書をそのまま患者さんに見せたり読んで聞かせたりするのではなく、面接の機会を設けて口頭での説明を加える。

　ここでも、専門用語は使わず、患者さんが容易に理解できるような表現で、患者さんが自身の日常と結びつけられるような伝え方をする。検査者が所見を伝える前に患者さんに感想を尋ね、どのようなことを知りたいと感じてい

るかを確認してから、〈今回の心理検査からは、○○という性格や行動、○○という考え方をしやすい傾向が推測されました。このことは、たとえば仕事や対人関係で、○○ということが起こって、それで日常生活に支障が出たり、あなた自身が困ったりするのではないか、ということなのですが、あなた自身はどう思いますか？〉など、所見を聞いて患者さん自身がどう感じたかを尋ね、その内容を共有するように努める。

　もし、「○○という点は当たっていると思う」という返事であれば、患者さんの自己認識を肯定し、それが困りごとや症状と結びついている内容であれば、よりよい治療法について提案することができる。「○○と言われたけれど、そこは違うと思う」という返事であれば、〈違うと思うことについて、もう少し教えていただけますか？〉と聞いていく。

　心理検査でこころのすべての側面を把握できるわけではなく、限界をもつものである。そして、心理検査は、患者さんのため、あるいは治療のために、患者さんのこころのいくつかの側面を知るためのツールであるから、検査結果のデータから、算出された数値のみが独り歩きしないように気をつけるべきである。ラベリングをして患者さんの問題点や病理のみにとらわれるのでなく、潜在能力や健康的な部分も理解して、報告書や所見伝達に反映できるようにするとよい。

(5) 事　例

　事例を通して心理検査の計画から所見伝達までの流れを紹介する。患者さんは、先の架空事例のAさんである。

①心理検査の目的

　初診で主訴を聴き、うつ病の鑑別診断をしたところ、内因性の大うつ病ではなさそうだと考えられた。さらに、インテークと生活歴の聴取の内容から、親との関係性に問題がありそうだと推測された。その結果、パーソナリティのあり方を確認するという目的で心理検査を依頼された。

②心理検査の選択

　現実生活での状態を把握するためにSCTを、性格のパターンを知り被検者の自己理解に役立てるために新版TEG Ⅱを行ない、人格の偏りの有無や

病態水準の把握、心理療法適用の可能性を検討するためにロールシャッハ・テストを行なった。

患者さんの動機づけ・検査態度は、心理検査の提案に対して「先生方の治療の参考になるならやります」というかたちでの承諾。検査態度は協力的で、ハキハキと応答をし、質問も多かった。検査後の感想を尋ねると、「いろいろ見えてきて面白かった。これで私の何がわかるのかなー、と気になりますね」と微笑んだ。

③検査所見の抜粋

1） SCT

全項目に記入されており、誤字脱字がなく、文章構成も正確であった。記述内容から、自己評価の低さと無力感が窺われた。自分を客観的にわかっているようなことを書く反面、自分が何に悩んでいるのか、それをどうしたいのかということについては曖昧である。

2） 新版TEG Ⅱ

いい子でいたいという気持ちから周囲に気を使うが、問題解決能力が低いため何をすべきか判断がつかず、思い込みから衝動的な行動に出る可能性がある。自己実現がしにくい状態。

3） ロールシャッハ・テスト

反応性や興味関心の範囲は広い。対人関係に敏感でありながら、自己観察が足りず、内省や思慮深い考えに乏しい。他者に対しても共感をもちにくく、対人関係が困難で、容易に攻撃的・感情的になりやすい。心細さや依存心を満たされていないと感じながら、それを自覚はしていない。日常生活が無難にうまく回れば安定しており、苦痛から目を背けることが許される状況では比較的適応がよい。

4） 総合所見

抑うつ的な主訴に反して、心的なエネルギーは全体的に保たれていた。心理的なストレスや葛藤への対処法は一見すると神経症圏の特徴と共通するが、情緒の未熟さから対人関係のストレスなどで、すぐ攻撃的になったり、主観的な世界に引きこもったりする可能性があり、このようなときに適応が悪くなりがち。状況が変わると回復できるが、その回復の仕方も唐突で脆いもの

であり、人格の偏りも推測される。

ただし、一定以上の崩れはなく、心理療法は適用可能。現時点で根底にある葛藤（依存欲求や信頼感にまつわるもの）を直接扱うことは困難であるが、内省が乏しいながら親との問題は本人もある程度自覚している。治療では、支持的なかかわりをつづけながら、Aが自分自身の感情や人間関係について振り返り、自己理解や自己実現の方向を模索できるよう支援してゆくことが望ましい。

5）　所見伝達

推測される早期幼児期からの葛藤については触れず、行動や感情の傾向として〈周りを気にして人に気を遣うのだけれど、気遣いが空回りしがちでうまくいかないときに、イライラしたり、人を信じられなくなって気持ちが内にこもったりするパターンがあるという結果が出ていて、そういうことがつづくと、しだいにイライラや不安感が強くなったり、仕事に行かれなくなったり、外に出たくなくなったりすることも起こりうると思うのですが、いま私が話したことについてAさんご自身はどう思いますでしょうか？〉と伝えたところ、「えー、そんなことまでわかるんですか？」と軽く当惑するが、「確かに人に気を遣って、実際にはそれが人のためにもなってなくて、何で？　って思ったり、自分が何やってもだめなんだ、って思ったり。でもやっぱり何かしなきゃって、悪循環ですね」と。

〈いま、おっしゃったような悪循環に陥ることを避けるために、服薬治療と並行して、Aさんのものの考え方や行動の取り方について一緒に考えていく場として〉と伝えて心理療法の提案をしたところ、「そういうことならやってみてもいい。実は、普通じゃない家庭で育ったから私自身にも精神的な異常があって仕事が長続きしないとか、そういうことを言われるのかと思ったけど、ちょっと違うみたいで安心しました」と、表層的な理解の仕方ではあるが、心理検査のフィードバックが自己吟味の動機づけになり、心理療法を導入することとなった。

[参考文献]
相澤直樹「心理検査の実施における留意点について」神戸大学発達科学部研究紀要14巻2号（2006年），227-230頁

馬場禮子「病院における心理査定の知識と技法」『心理臨床の実際　第４巻　病院の心理臨床』金子書房，1998年，8-27頁

深津千賀子「精神科診療のための心理検査」精神神経学雑誌109巻３号（2007年），282-287頁

高野晶「『心理検査』への投影について─医療場面での観察」（2006年）精神分析研究50巻１号（2007年），31-36頁

田中富士夫『臨床心理学概説』北樹出版，1988年

（板橋　登子）

３　見立て

(1)　症候学的診断と力動的診断

　さてここまで架空事例をもとに、初診時インテークから心理査定までの流れを見てきた。さまざまな観点から情報が集められ、インテーク時に比べAさんという人物の理解も深まってきている。このような広い意味でのアセスメントを経たうえでいよいよ治療に入るわけだが、そのさいに重要なのはこれらの情報を統合した診断、つまり「見立て」である。

　こころの問題を扱う医療現場では、精神医学モデルに従った症候学的診断と、心理モデルに従った力動的診断の両方から診断を考えていく必要がある。症候学的診断とは、患者さんに生じた異常体験についてその訴えと徴候（治療者から観察される異常現象）を取り出し、定義される症状として当てはめ、それら症状群の相互の関連から精神障害を把握する作業であり、精神医学的診断の根幹をなすものである。

　一方、力動的診断とは、それら症状群を生み出すこころのメカニズムを、こころの発達状態、生育環境の影響、他者や物事とのかかわり方の特徴、パーソナリティの健康度などを含めて理解していく方法である。

　誤解を恐れずにいえば、症候学的診断は健康とされる一般的心的現象からの逸脱程度といった形態的側面からの理解、力動的診断はその人のこころの独自性や行動の質といった内容的側面からの理解ともいえよう。双方を含んだ包括的患者理解が、治療にとって有効な診断となるのである。

　Aさんを例にあげれば、インテークと医師の診察による情報収集と理解が

症候学的診断に寄与し、生活史の聴取と心理検査による査定が力動的診断に寄与するものと考えられる。この2つの診断は、医師と心理士が合議して最終的な判断を行なうことが妥当であるが、ここでは心理士の判断としてAさんを例にあげて総合所見を作成してみたい。

(2) 総合所見

患者氏名：A（26歳女性・未婚・会社員）

・症候学的診断

患者は「やる気が出なくて仕事が手につかない」という<u>意欲減退</u>、「帰ってくるとグッタリして何もできない」「すぐ疲れてしまう」という<u>易疲労感</u>、「急に涙が出て、自分ではどうして泣いているのかわからないのに止まらない」という<u>感情失禁</u>を訴え、「何をしても楽しくない」という言葉からは<u>快楽消失</u>や<u>興味喪失</u>も考えられるが、最近の生活で洋服を買うという行動が認められること、化粧や入浴など自律的生活が保たれていること、テレビを見ることに苦痛を感じていないことからも、<u>抑うつ気分</u>はあるものの<u>精神運動抑制</u>は呈していないと考えられる。また、<u>食欲低下</u>による<u>体重減少</u>は認められず、睡眠は<u>入眠困難</u>ではあるが継続的睡眠が可能で、<u>早朝覚醒</u>も見られない。「気分が不安定である」という<u>気分変動</u>を自覚しているが、<u>日内変動</u>の形式はとらず、<u>罪責感</u>も見られず、<u>大うつ病エピソード</u>は否定される。これらの症状出現について「不安になって」自ら受診を決意したという経緯からは、<u>現実検討</u>が保たれているものと推測する。会社の人間関係に対して「ストレス」だと述べており、これらに対するなんらかの不安の高まりが予想されるため、おそらく上述の症状群は不安が顕在し、症状化したものと推測される。

・力動的診断

生活史で確認されたように、患者は中学時、大学失恋時にも抑うつ気分を呈している。今回を含めすべてに共通するのは、こころを寄せていた重要な対象を失ったという出来事であり"他者に対して不信感を抱きその感情を処理できなくなる"という状況である。心理検査の結果から推測されるように、負荷を心理的に処理するスキルは未発達であり、患者の自己を守る方法は

"学校に行かなくなる""家に引きこもる"という「回避」の行動（防衛機制）である。社会人となった現在、その方法は容易に使用できず不安が増大し、対処不全から抑うつ状態に陥ったものと思われる。

情報聴取や検査時の協力的態度からも、また現在の職場で「周りに溶け込もうと雑務を積極的に引き受けた」といったエピソードからも、相手が何を望んでいるかに敏感で、周囲が喜ぶようはたらきかけていく行動パターンが予測される。これは患者が回想していた「顔色をみて」「怒らないように話しかけていた」両親との関係が影響しているものと推測される。おそらく患者には、相手の望むものを先取りして動かなければ"よい関係"が失われてしまうという不安があり、自分の欲求や苦痛を考えず頑張るが、その努力を相手が汲んでくれず"よい関係"が保てなくなると、強い裏切られ感と不信感が出現するのではないだろうか。そのとき患者は相手を失った体験としてこれらを捉え、そのつらさをこころに留め置けず抑うつ症状という形でこころから排出したのであろう。

ただし現実検討や判断力に大きな歪みはなく同一性も保持され、負荷状況では他罰的になるものの内省は可能である。ときに社会生活を回避しながらも大きな破綻はなく、パーソナリティの健康度は高い。よって心理療法の適用と考えられ、心的メカニズムを緩やかに変容させていき、同時に患者の未成熟さを育て対処能力の幅を広げていくことが治療としては有効であろうと考えられる。

(3) 所見の検討＝見立て

Aさんの所見について、具体的に見ていこう。症候学的診断の記述で下線を引いた部分は、すべて症候名である。インテークや生活史のまとめでは、患者さんの話す言葉をなるべくそのままに、陳述されたとおりに具体的に記述していくことが求められるが、症候学的診断を行なう場合は、それらの聴取された内容を症候名に当てはめていく。当然ながらそのためには症状定義と分類を把握しておかなければならないし、定義されている症候名以外のものを勝手につくってはならない。

たとえば「罪責感」を挙げれば「自分に責任がある」という趣旨を述べた

としても、それが症候学的に定義される「罪責感」に当てはまるのかどうかの判断が必要である。またここでは触れなかったが、とくに統合失調症などの疾患では患者さんが訴える内容だけにとどまらず治療者から観察され体験される異常体験(徴候)が重要になり、観察の上でどのような症候が該当するかを見極めなくてはならない。

　症候学的診断をていねいに行なうことのメリットの1つは、患者さんの病理の重さや複雑さを推定できることにある。症候にはきわめて病理性の深い病態が生み出すものから、病理が深くなくともストレス反応として出現しやすいものまである程度の差異がある。これらが混然となって患者さんは苦痛を訴えるわけだが、操作的に定義される精神医学的診断では除外診断に重きが置かれるため病理の重さの理解が十分とはいかない。同じく強迫性障害と診断されても、患者さんのもつ強迫観念がより妄想に近いレベルのものなのか否かで、患者理解は変わってくるのである。さらにこれら症候がどのように絡み合い現在の状態を生み出しているのか、その関連を含めて考えていくことによって、単なるラベリングではない豊かな理解を盛り込んだ診断となるのである。

　力動的診断では、患者さんの心的メカニズムとそこから派生するパーソナリティ特性を理解していく。そのためにはどのように査定していくのか、その準拠枠が必要となる。力動的診断はその理論背景を精神分析に置き、患者さんが訴える言葉の背後に無意識の存在を認め、こころの構造がどのようか、そのこころの構造から生み出される患者さんの世界がどのようなストーリーで、どのような対処方法がその人固有のものかを理解していく。力動的診断は非常に奥の深いもので、この限られた紙数で述べるには限界がある。要点を押さえるにとどめ、詳しくは成書を参照されたい。

　患者さんの心理的資質を理解していくことが、力動的診断でもっとも重要なこととなる(小此木ら，2004)。具体的には、患者さんは自分の問題についてどのような自己理解をもっているのか、だれかのせいにするだけでなく自分の問題として考えているのか(葛藤の有無)、それらを抽象的な思考や言語を使って考えていける知的・情緒的能力をもっているのか(思考水準)、人間が生きていくために必要な本能を含めたこころのエネルギーの大きさと質、

そのエネルギーの向け先がどうなっているのか（欲動評価）、攻撃性がどのくらいあるのか、社会にどの程度参加でき常識的に判断できるのか（現実との関係）、親や重要な他者との関係をどのように捉え愛着がどのような質か（対象関係）、困難や不安への対処方法はどのようか（防衛機制）、不安の性質がどのような感触を伴っているのか（不安の質）などである。これらの評価を組み合わせ、パーソナリティの機能と水準を見極めることで、患者さんのこころの状態がどのレベルまで発達しているのかを見立てるのである。

　さらに忘れてはならないのは、その患者さんにとって主訴を含めた現在の問題が、いままでの人生の中で繰り返されているものなのか、大きな出来事による一時的な反応性のものなのかという視点である。これを評価するためには、現在患者さんをとりまく社会的・経済的環境がどのようであるかを知る必要があり、同時にその年代特有の発達課題としての困難があるかどうかも重要となる。とりまく環境や発達課題の問題が大きいとすれば、患者さんの問題はより適応的問題に近くなり、パーソナリティに起因する要因は少ないと考えられる。しかし、どのような環境でもいつの年代でも同じことが繰り返され、同じようなつまずき方をしていれば、よりその人のもつパーソナリティに起因する要因が大きくなるだろう。このように患者さんの全体像への包括的理解に威力を発揮する点で、力動的診断は有効かつ優れた診断方法なのである。

　以上の症候学的診断と力動的診断を統合することにより、生物学的—心理的—社会的な患者理解が可能となる。それは患者さんの治療方針を選択するための、有益な指針となりうるといえるだろう。

［参考文献］
土居健郎「『見立て』の問題性」精神療法22巻2号（1996年），118-124頁
小此木啓吾・大野裕・深津千賀子編『心の臨床家のための精神医学ハンドブック　改訂版』創元社，2004年

（堀江　姿帆）

4-3 治療への協力

1 導入面接

(1) 治療への動機づけ

　心理士が医療現場において治療に貢献できることとは何であろうか。
　医療機関に勤務すると気づくことだが、治療に携わるたくさんの医療従事者のなかで、患者さんの身体に触れることがない者は心理士くらいであろう。むろん動作法や催眠法を試行する心理士は身体に触れる機会もあろうが、心理士の仕事の大半は"話を聴く"という言葉のやりとりになる。いうまでもなく医療機関は、人間の生物学的存在基盤である身体にはたらきかけ、患者さんを脅かすなんらかの疾病を沈静し、身体の機能を回復させていくことが使命である。しかし同時に人間の生命の基盤はこころにもあり、身体とこころはたがいに作用しあっている。この相互作用は人間の病いにも健康にも影響を与えるのである。言葉などを使ったなんらかの心理学的方法を用いて、人間存在のもう1つの基盤、こころに直接はたらきかけるのが心理士の仕事である。心理士の治療行為への貢献とは、患者さんのこころの側面にアプローチすることで、身体の治療をバックアップすることなのである。
　患者さんのこころへのアプローチとして、もっとも一般的なものは個人心理療法であろう。精神科領域であれば、デイケア、入院患者の病棟ミーティングなど広い意味での集団心理療法も重要であろうし、最近では子どもから老人までの終末期医療、NICUを中心とした周産期医療、難病と闘う人びとを支える小児病棟や神経内科などでの心理援助など、こころへのアプローチは広く求められている。各場面でのアプローチ方法は各論に譲り、ここでは心理士が治療に参加していくときに必ず経る患者さんとのファーストコンタクト、導入面接もしくは治療セットアップのさいに考慮すべきことを考えて

いきたい。

なお便宜上、ここではすべての心理的アプローチを心理療法という名称で統一することにしたい。

(2) 患者さんに安心感を与える

医療機関では、治療を求めて直接心理士を訪ねる患者さんはいない。患者さんは必ずどこかの科を受診し、主治医に会っている。そして、その主治医に促され、もしくは指示され、心理士の許を初めて訪れる。患者さんにとって心理士という存在は、決して身近なものではない。

「なぜ医者でもない目の前のこの人に会えと言われたのか」「自分は厄介者と思われ"下請け"のような心理士に"回されて"しまったのではないか」「それとも普通ではない何か特殊な重症の問題なのか」「自分はこんなに苦しんでいるのに、自分の性格が悪いからいけないと責め立てられるのではないか」

患者さんはさまざまな憶測とともに不安、腹立ち、怖れなどに彩られた空想を密かに胸に抱きながら、われわれの目の前に現われるのである。患者さんと初めて会うときには、主体的に心理士の援助を求めている患者さんはほとんどいないというこの事実を忘れてはならない。患者さんが心理士との治療を共にしようと思える動機づけを育てるところから、心理士の仕事は始まるのである。

患者さんの想いを、まずは共有することが重要となる。〈今日はだれに、どのように言われてここにいらしたのですか〉〈ここで私とお話することについて、どのように聞いていらっしゃいますか〉など、どのように説明を受けているかを確認する。そして、〈先生に勧められたときに、どのようにお感じでしたか〉〈心理士と会うことについて、複雑なお気持ちがあったかもしれませんね〉など、今回のことが患者さんにとってどのように体験されたのか、その気持ちを聞き受けとめる。それによって患者さんは目の前にいる心理士が一方的に何かを押し付ける人ではないこと、自分の話を聞く用意があることを理解するだろう。

われわれ心理士も、自分たちのスタンスがどのようなものであるかを患者

さんに伝えることができる。患者さんは少なくとも当初抱いていた警戒心を緩め、安心するだろう。心理士を紹介されたことへのさまざまなネガティブな想いも、語ることができるかもしれない。患者さんに安心感を与えることこそが、治療への動機づけの第一歩である。

(3) 患者さんへの説明

　これから行なわれる心理療法が、どのようなものかを当然説明しなければならない。どのようなことをしていくのか、それがどのような意味をもつのか、どのような効果があるのか、専門用語を使わず平易な言葉で簡潔に説明できるよう、日頃から準備しておくとよいだろう。最近はカウンセリングという言葉が一般用語になりつつあるので、厳密には別であることを断ったうえでカウンセリングという言葉を使用するとわかりやすい。

　たとえば先に登場したAさんであれば〈あなたの治療では、医師の診察・服薬治療と並行してカウンセリングを採り入れていくのがよいという判断がありました〉という説明をしたうえで〈Aさんのいまの苦しみはこころが機能不全を起こしギクシャクしていて、うまくはたらかなくなっていることも原因の1つのようです。こころの整理をしたり、自分自身について知っていくことで、こころがスムーズにはたらくことを促すのがカウンセリングです〉というような趣旨を付け加えるとわかりやすい。

　そして、〈あなたのこころの機能不全は、もともと持っているこころのクセや、感じ方や考え方の特徴が影響しているようです。その場合はお薬を飲むだけでなく、カウンセリングが有効だといわれています〉というような説明を行なう。心理療法についての大まかなイメージがつかめ、それがなぜ必要なのかを納得できれば、多くの患者さんは治療に同意するものである。この手続きをていねいに行なうことが、治療期間を通してモチベーションを維持しつづけてもらうための重要な鍵となることも多い。

　患者さんへの説明は、個人心理療法への導入時にかぎらない。そして、むしろ精神科などでの個人心理療法以外の場面、たとえば緩和ケアや難病支援、周産期現場などでの、緩やかなかたちでの心理療法や心理的援助の導入のほうが困難であろう。なぜなら精神科疾患以外への心的サポートでは、多くの

場合、患者さんが苦しむ疾患への直接的効果を説明できないからである。そのなかでどのように心理的援助の意味を見いだすか、どのような点で患者さんを支える資源となるのかを探し出し、見つけ出していくプロセスを共に歩むことを通してモチベーションが生まれることも多い。柔軟な対応が必要となろう。

　上述の説明を行なったあとの患者さんの反応はさまざまである。治療に意欲をもって取り組もうとする者もいれば、頑なに不機嫌さを示しつづける者もいる。患者さんの反応は態度や口調も含めて、十分注意して観察する。そして患者さんがその段階で治療に対してどのように感じたかを話してもらい、心理士はその気持ちをきちんと受け止め、話し合うほうがよいであろう。

　ここで重要なことは治療に同意させようと説得することではなく、なぜ患者さんがそのような反応を示しているのかを理解することである。説明もそこそこに「ぜひともカウンセリングを」という患者さんの中には、過剰な治療者への期待が含まれているかもしれない。「先生が言うなら」という患者さんの気持ちには、医師や治療者など権威には服従したほうがいいという想念があるのかもしれない。必要であることをいくら説明しても、強く治療を拒否する患者さんのこころには、こころを開くことや他者に頼ることへの恐怖が潜んでいるのかもしれない。それらの気持ちを十分汲んだうえで患者さんを理解していく態度なくして、真の意味での理解や信頼は生まれないであろう。

　それでも患者さんが強く心理療法を拒絶するならば、無理強いしてはならない。〈どうしても嫌だという気持ちを、私から主治医に伝えてみましょう〉と患者さんに伝え、医師に差し戻し相談するとよい。患者さんは理由があって拒否しているのである。その気持ちを十分受け取り、心理療法に悪いイメージを与えないよう配慮するほうが有効であろう。もしかしたら、患者さんはまだ準備ができていないのかもしれない。いつか時が来たら患者さんが心理療法を受け入れやすいよう、次に繋げていくための作業と考えればよい。

(4) 治療者と患者さんの協力関係

　さて、治療を開始することに患者さんが同意したならば、今後の具体的な予定についてきちんと約束することが必要となる。心理士と会う時間や場所、頻度については患者さんと相談が必要だろう。そして、心理士との面接内容について基本的には守秘義務が守られることを伝えるが、医療機関において重要なのは医師と協力しながら進めていくこと、医師との情報共有を承諾してもらうことである。

　医療機関での心理療法はあくまで治療の一環である。治療チーム内での情報共有は絶対不可欠となる。このことを患者さんに伝えぬまま陰で情報共有することは、臨床家としてあまりに不実である。多くの患者さんは治療チーム内の情報共有に対して、べつだん不信感を抱かないものである。患者さんと偽りの関係をもつことのほうが患者さんを傷つけることだと、十分自覚する必要がある。同じく生命の危機を招くような自傷他害の怖れがある場合、重大な触法行為がある場合には、守秘義務を守れないことを断っておくことはいうまでもない。

　ここまで述べてきたことは、治療を進めていくために必要なよき協力関係を築くための土台づくりを、最初の段階でどのように行なっていくかということである。しかし、治療者と患者さんの協力関係は、初回に完全に構築されるものではない。心理療法の回を重ねながら、ときに崩れ再構築することを繰り返しながら、徐々に安定したものとなっていく。その事実を踏まえたうえで導入面接の意義を考えるとすれば、それはある種の希望を患者さんにもたせることではないだろうか。これは「治りますよ」「役に立ちますよ」「楽になりますよ」と安易に保障を与えることではない。本当に治るのか、苦しみが和らぐのかわからないが、この先生は信頼できそうだ、安心できそうだと思えること、そしてこの先生と一緒に治療をすすめていこうと思えること、それこそが患者さんにとっての希望であり、なによりの治療への動機づけとなるであろう。

　患者さんにそのための信頼や安心を得てもらうための時間が、導入面接と考えられるのではないだろうか。

[参考文献]

斉藤久美子「『初回』時面接の意義と難しさ」精神療法22巻2号（1996年），137-145頁

（堀江　姿帆）

2　心理療法

(1)　面接を始める前に

　医療現場での心理療法は、勤務する医療機関によって、その目的と方針が異なる場合がある。勤務先が総合病院・単科の精神科病院・診療所（クリニック）のいずれであるか、対象は病棟の患者さんか、それとも外来の患者さんか、そして職場で心理療法にどのようなことが期待されているか、心理士のもつ責任の範囲はどこまでか、直属の上司はだれかなど、心理療法を行なうにあたって勤務先の基本的なことを把握しておく必要がある。

　定期的な面接を行なう場合は、面接構造の枠を安定させるために、1人の患者さんに対して同じ面接時間と同じ面接室を確保できるようにしておく。とくに初心者のうちは、過度な予約を入れずに、面接と面接の間に記録を書いたり、事務的な作業をしたりする時間の余裕を残しておいたほうがよい。

　面接を始める前に、面接室は空調を快適に保ち、部屋を整頓して、患者さんがリラックスできるようにしておく。静かな部屋であること、防音がしっかりして会話が外に漏れないこと、他人の入室や電話によって面接が中断されたりしないことなどの配慮も必要である。椅子の配列は面接室の構造や治療者の方針によってさまざまであるが、患者さんと治療者が机を挟んで向かい合う対面法か、斜め向かいに坐る90度法が多い。それ以外にも、子どもとの面接や描画療法などでは横に並んで坐る180度法、精神分析的心理療法の場合は背面法で寝椅子を用いることもある。

　心理士の服装は、医療現場では白衣着用の職場もあるが、とくに決まっていない職場もある。対面式の心理療法ではフォーマルなもの、遊戯療法や動作法の場合は動きやすいものというように状況に合わせながら、いずれの場合も清潔感があり、常識的な服装を心がける（派手な服装や露出の多い服装は

避けるなど)。

(2) 初回面接

　初回面接の役割は、患者さんについての情報を集めること、温かく真摯な対応で患者さんとの信頼関係を形成すること、治療者の方針や心理療法の手続きについて慣れてもらうことなどである。

　患者さんを面接室に招き入れ、簡単に挨拶と自己紹介をしてから、〈どのようなことでお困りでしょうか?〉など、主訴を尋ねることから始めることが多い。患者さんの情報については、カルテ、紹介状、インテーク、心理検査報告書など、事前に資料があるが、患者さんを理解して支援の方針を検討するために、初回面接の場でいくつかの項目について、改めて患者さんの言葉でもう一度話してもらう。

　項目については、主訴のほかに、現病歴、既往歴、相談歴、生活史、家族歴、性格、対人関係を聴き取ることが多いが、順番は必ずしもこのとおりではなく、ケースによってどの項目にとくに重点を置いて聴いていくかはさまざまである。なによりも患者さんが話したいことを優先し、情報や事実に対して患者さん自身がどう思っているかという思考や感情にも焦点を当てていく。

　患者さんによっては、すでに診察やインテークで話したはずのことをもう1回話すことを面倒に感じる人や、「自分のことをわかってもらえていない」と感じる人もいる。そのような場合は、〈カルテや紹介状を拝見しました。診察でもすでにお話されたことでお手数をおかけしますが、○○についてあなたのお考えを聞かせてもらえますか?〉というように、患者さんの問題についてわかっているということを伝えることが安心感につながることもある(逆に、このような対応をして、「えっ? 何でまだ話していないことを知っているんですか?」と驚きや猜疑心を示す人もいるので、患者さんの様子から対応を工夫するとよい)。

　話を聴きながら、患者さんの口調、表情、服装や化粧、緊張の度合い、特有の癖、疎通性などの非言語的な特徴や、治療者自身が患者さんに対してもった印象やイメージも重要な情報となる。また、患者さん自身が心理療法に

何を期待しているか、心理療法を受けることでどうなりたいと思っているかを確認し、心理療法がその希望や期待に応えられるものかどうかを検討して患者さんに伝えることも、初回面接の段階で行なわれる。治療の継続を希望するかどうかを患者さん自身が決めるように勧め、継続するさいには治療契約を結ぶ。

　患者さんとの信頼関係の形成は1回の面接だけではむずかしく、またそれは時間と回数を重ねて築き上げていくものでもあるが、初回面接では、患者さんは「何を話せばいいのだろうか」「こんなことを話したらおかしいと思われるだろうか」「自分のことをわかってもらえるのか」など、いろいろなことが気にかかって緊張や不安をもちやすい。患者さんが何を話しても許されるような温かく許容的な雰囲気をつくること、患者さんの質問にていねいに答えることが重要になる。

(3) 治療契約

　治療契約とは、治療を開始するにあたって、患者さんの心理的な問題を解決、または軽減するために、患者さんと治療者で力を合わせていこうという合意のことである。具体的には、両者の間で、おおよその治療目標や治療方針、日時や頻度、費用、キャンセルの扱いなどのルールを決め、秘密保持の原則や限界設定について伝える。契約内容ははっきり言語化されること、治療者からの一方的な治療でなく、患者さん自らの力で問題解決にかかわっていくことを治療者が支援するということ、その内容は治療者が支援可能なものであること、法律に抵触しないことなどが基本になる。

　心理療法には「秘密保持の原則」があり、〈ここであなたが私にお話ししたことは、あなたの同意がなければいっさい開示しません〉というように、守秘義務を守ることを伝える。ただし、守秘義務にはいくつかの例外があり、〈自傷他害など生命にかかわることや法律に触れることは除きます〉というような一言も必ず付け加える。このような場合でも、最大限患者さんに了解してもらえるような努力は必要である。

　限界設定とは、治療のなかで患者さんの要求がどこまで許容されて、どこからが禁止なのかをはっきりさせることである。具体的には自傷や自殺企図

など自己破壊行動の禁止、暴力の禁止、治療者の私的生活への侵入の禁止が挙げられる。これらは要求があっても受け入れられないことであり、患者さん自身の利益にもならないということを理解してもらうよう努める。治療契約によって、このような枠組みを設定することで治療者と患者さんの双方が守られ、枠組みの中でより自由に内面を表現できる状況をつくりだせるのである。

　もう1点、原則として禁止されるのは、契約期間中に他の機関の心理療法を受けることである。前の治療関係でうまくいかなかったことをそのままにして新しい治療関係を始めても、また前の関係のようなうまくいかなさを繰り返しがちになることと、心理療法にはさまざまな方法があるため、並行することで混乱し、状態が悪化することがあるからである。心理療法を希望して来院する患者さんで、すでに別の治療機関でも心理療法を継続している場合は、いままでの治療の経過と、なぜ別の治療経過を求めたかを明らかにし、まずは前の治療関係に戻っていただくように勧め、可能であれば前の治療者と話し合って決定してもらうようにする。

(4) 面接初期

　心理療法を継続する場合、多くは週に1回の頻度で、曜日と時間を固定するという構造をとり、次回の日時を約束する。治療の初期では患者さんが面接にどのように取り組むかという反応を見ながら、基本的には患者さんが語ることを聴いていく。治療者が共感的な態度で患者さんに興味を示しながら話を聴くというかかわりによって、患者さんは「ここでは何を話しても大丈夫だ」という安心感をもち、自由な話し合いのなかで自分自身をさまざまな角度から見つめ直すことや、話の内容を深めたりすることが促進される。

　なかには、表面的な問題に話が終始したり、症状や起こった出来事だけを話して、そのことに対する感情については触れない場合もあるが、患者さんのこの状態を受け止めつつ自発的に変化を待つ方法、積極的に指摘して患者さん自身のあり方に気づかせる方法など、各流派によって対応はさまざまである。

(5) 面接中期

　一般的には、治療の初期には「心理療法を受けている」という患者さん自身の動機づけや、普段話せなかったことを話すことによるカタルシス、治療者に対する理想化などの要因から、症状の軽減や行動の変化がみられることがある。しかし、この時点ではパーソナリティの再構成が行なわれておらず、転移や抵抗によって、それまで順調に行なっていた患者さんの日常や面接での治療関係に停滞が生じることや、一時的に症状や行動面での適応が悪くなったように見えたりすることがある。

　転移とは、患者さんの生活史において重要な人物とのあいだで体験していた感情や態度のパターンを、無意識のうちに治療者に向けることをいう。患者さん自身は転移に気づかないまま不適切な感情や欲求を治療者に向けることで、治療関係が不安定になることもある。しかし、転移によって患者さんがこれまで両親や重要な他者とどのように接し対応してきたかを推測することができ、問題の根底にあるものが治療者との間で現われて、治療の対象として扱うことができるようになる。

　抵抗とは、患者さんが治りたいと思い援助を求めながらも、治療の進行に反対しようとする矛盾した行為のことで、遅刻、キャンセル、沈黙、話題の回避など、態度や行動に現われる。

　しかし、転移や抵抗を繰り返し、徹底操作（治療者による解釈と患者さん自身の自己洞察の努力によって、繰り返される抵抗をのりこえる過程のこと。「反芻処理」「ワークスルー」ともいう）がつづけられ、患者さんが自身の衝動性、防衛、対象関係のパターンに気づいていくことによって、パーソナリティの再構成が行なわれ、症状や行動に適応的な変化が生じる。患者さんの心理的成長を、患者さんと治療者との間で確認し、これまでの治療関係を振り返ってまとめながら、治療過程は終結へと向かっていく。

(6) 終結・中断

　治療契約の段階で話し合われた目標を達成したことで、心理療法を終わりにすることを終結という。終結の目安は、症状の軽減や日常での適応を患者さん自身が実感できるようになったこと、これから起こりうる問題に対して

治療者から離れても患者さんが自己観察をつづけ、患者さん自身の力で対処できるような状態になっていることなどが挙げられる。

患者さんが独断で治療を辞めてしまったり、抵抗が強く治療の継続が困難になってしまったり、転居などの外的な事情のためにやむをえず辞めなければならない状況によって、途中で治療を終えることは中断という。

患者さんから終結の申し出があっても、突然終結はせず、数回の面接の機会をもち、最後の仕上げの作業をする。治療者から終結を提案する場合には、結論は患者さんの自由という前提で、じっくり話を進め、これまでの治療を振り返り、治療中に起きた変化や目標の達成度について話し合う。そして、分離や喪失という体験を治療者との間で体験し、それをのりこえ、心理的成長への機会とする。

治療者側の転勤や退職で終結せざるをえないときは、前もってわかっていたら早めに知らせておく。この場合、患者さんの「見捨てられる」という気持ちについてていねいに扱い、新しい治療者に引き継いで治療を継続する場合は、後の担当者との治療関係で強い抵抗となることを避けるために、転移や抵抗はできるだけ解消して治療を終結させる。

患者さんの転居などによる通院困難で他の医療機関に転院し、転院先で心理療法を継続する場合、勤務先によって異なるが、主治医の紹介状や診療情報提供書に、心理士が行なった心理検査の報告書や心理療法の経過を簡単に報告した書類を付けることがある。この場合、簡潔に要点がまとめられた、読みやすい報告書を心がけるべきである。

(7) 事　例

先に紹介した架空事例であるAさんの、心理療法の面接過程について紹介する。患者さんの生活歴や家族構成などの基本的な情報は「インテーク」の節を、心理検査の所見概要については「心理検査」の節を、心理療法導入の手続きについては「導入面接」の節を、それぞれ参照されたい。

患者：Aさん（26歳女性、会社員）X年12月初診
主訴：やる気が出ない。ときどき気持ちが不安定で泣いてしまう、外に出

るのが億劫で何をやっても楽しくない。仕事から帰ってきてグッタリと疲れてしまい、食欲がなく、夜の寝つきが悪い。

　心理療法：X年12月〜X＋3年3月の2年3カ月間（計102回）、週1回45分の構造で行なわれた。

　治療初期（♯1〜♯15、X年12月〜X＋1年3月）：小柄でかわいらしい顔立ち、お化粧もきちんとしていて、「よろしくお願いします」とていねいに挨拶する。笑った顔が魅力的であるが、よく見ると、こころからは笑っていないような目をしているのが印象に残った。

　初回面接で〈どのようなことでお困りでしょうか？〉と尋ねると、「体がだるくて疲れやすい、仕事に支障があるので何とかしたい」と。きっかけとして思い当たることについては、「仕事のストレスです」と一言。幼少のころの両親の不仲、中学で一時期学校に行かれなくなったこと、大学時代に失恋が原因で引きこもりになったことについて、それぞれ〈そのことについて、どう思いましたか？〉〈どう対応しましたか？〉と質問するも、「別に何とも思いませんでした。普通によくある話です」と、淡々と、つけいる隙を与えないような答え方だった。

　インテークや心理検査の結果所見を確認しながら、心理療法継続について説明・提案すると、「自分のことって、あまり話すことないんですけど。でも、話すことで治ることにつながるならやってみたいです」と、動機づけが高いとはいえないながら、治療の継続に同意した。

　♯2〜♯4まで、自分の過去のことを話すことを徹底的に避け、最近の出来事と体の調子の話題に終始した。♯5で年明けに、年末・年始の過ごし方についての話題で、「実家には帰ってません」という話があり、それ以降、家族の話や生い立ちの話が出てくるようになり、「いまは実家とは疎遠なんです。なんか居づらいし。自分は、親にとってはいらない子だったんです」と語りはじめた。

　治療中期（♯16〜♯81、X＋1年4月〜X＋2年10月）：♯16で「薬を飲んで寝られるようになったし、体の具合いもいまは悪くない。いまの仕事も1年近く経つので、だいぶ慣れてきました」という。

　♯17〜♯30にかけて、「最初は、体の具合いがよくなって普通に仕事に行

けるようになったらもういいかな、と思っていたんですけど、やっぱり、まだ自分に自信がない。また同じことを繰り返したらどうしよう。仕事のストレスが原因だと思っていたけれど、自分の問題は、自分が小学校の頃からのことだと思います。だから、治療はまだつづけないと」「最初は45分なんて長くて何話していいかわからないと思っていたけど、いまはむしろ短く感じるくらいです」と治療に対して意欲を示した。

初期には「普通にある話」と述べていた過去の話であったが、#31で、「やっぱりつらかった。でも、だれも助けてくれないし、自分が人を信じることができなかったし。いまも、だれも信じてないけれど本当はだれかに助けてほしい、っていうことは変わっていないかも」と涙を見せた。帰り際に「すみません。泣いたりしてみっともなかったですね」といった。

#32～#60にかけて少しずつ、「相手を怖いって思っちゃうともうダメで」「仕事でもちょっと怒られると混乱して仕事ができなくなったりしていたんですけど、最近は、自分って相手に注意されると『怒られた』って思い込んでしまう、ということがわかってきました」「怖いって思ったときには一呼吸置くようにしています」など、対人関係や行動のパターンについて話すようになった。

しかし、治療者が〈こういうところが以前と変わってきましたね〉〈こういう状況で対応ができるようになってきたのですね〉と伝えていったが、#62で「どうして先生はそんなわかったようなことをおっしゃるんですか！」「治療を受けていても、自分が普通とちがうってわかっただけで、何の効果もないじゃないですか！」と怒りをこめて言う。

そのあと、治療者がAさんの適応的な変化を指摘すると、Aさんが「そういう問題じゃない。わかってもらえていない」「これ以上の治療は無駄だ」というやりとりがあり、X＋2年5月の連休明けからキャンセルや遅刻などが増えるようになった。キャンセルや遅刻の意味を扱うなかで、#74～#81の面接で、「先生に『よくなりましたね、変わりましたね』と褒められると、そのあと悪くなったらどうしよう、がっかりされたら立ち直れないかもしれないって少し思っていました」「先生のことも怖くて信じられなくて、評価する人とか、結局自分を裏切って置いていく人とかに見えていたのかもしれ

ません。もう大丈夫と思ったけれど、怖くなって混乱していたんですね」などの気づきを示した。

終結（#82〜#102、X＋2年11月〜X＋3年3月）：症状はほとんど消失し、#80で「いまの仕事ももうすぐで2年半つづいたことになるので、それなりに自信をもって仕事できるようになりました」など、話題も日常の現実的な話題が多くなる。「もう大丈夫と思うけれどまだ不安」という葛藤を繰り返しながら、あとどのくらいつづけるのがよいかを治療者と一緒に考え、#90で、年度末までつづけてX＋3年の3月を区切りにする、という結論で落ち着いた。

3カ月間で、治療経過を振り返り、別れの作業を行なった。最終回の面接を終え、Aさんは「失礼します」と、こころからの笑顔を見せ、挨拶をしたあとは振り返らずに面接室をあとにした。

[参考文献]
馬場禮子『心理療法と心理検査』日本評論社，1997年
深澤道子「臨床心理面接の進め方―初回面接を中心に」臨床心理学3巻3号（2003年），309–315頁
川戸圓「心理療法の場の設定について」小川捷之・横山博編『心理臨床の実際 第6巻 心理臨床の治療関係』金子書房，1998年，86–90頁
西村良二『心理面接のすすめ方―精神力動的心理療法入門』ナカニシヤ出版，1993年

（板橋 登子）

3 家族面接

(1) 家族と会う意味

患者さんの家族が治療の場に登場することは多い。これは、家族療法を専門とする機関にかぎったことではない。患者さんと家族の関係性が緊密で心理的距離が近いほど、また、患者さんの生活や問題に家族が関係している程度が深いほど、家族も治療の早い段階から（その多くは初診から）治療の場に登場し、医師だけではなく、心理士も家族とお会いすることが多い。これは、心理士の大切な職務の1つといえる。

たとえば、患者さんが子どもの場合、保護者である親に連れられて来る。

また、患者さんが病識に乏しく、医療機関を受診することに抵抗があったり、自分の状態を十分に説明することがむずかしい場合も、親や配偶者、きょうだいや子どもに連れられて来ることが多い。ときに、患者さんが受診や面接を数回重ねてから、親や配偶者など、自分の問題に関係があると考えている家族を、患者さん自ら連れて来ることもある。

　このとき、まず、心理士が家族と会う意味について考えることが必要である。どのように患者さんの話を聞き、家族の話を聞くかが、その後の治療の流れを左右するといっても過言ではない。

　たとえば、患者さんの治療に家族の理解と協力が不可欠と考えられる場合、家族に患者さんのサポーターになってもらえるよう、家族に会って説明する必要があるだろう。一方、患者さんの安定をはかるためには、家族とはある程度距離を置くほうがよさそうだと判断し、医師からのみ、家族に病気や服薬の説明をする場合もあるだろう。このように、心理士が家族と会う意味について考え、患者さんの治療に最大限役立つよう、家族とのかかわり方の方針も慎重に検討する必要がある。

(2)　家族力動の見立て

　患者さんの家族が治療の場に登場するとき、その登場の仕方には、患者さんをとりまく家族の状況が象徴的に表現されやすい。たとえば、だれの目にもわかるほど具合い悪そうに、親に抱えられて連れられて来る子どももいれば、だれの具合いが悪いのかわからないほど、もみ合い引っぱり合いながら来る家族、そして、待合室で、他人同士のように遠く離れて坐っている家族もいる。

　このようなとき、心理士は、患者さんと家族のやりとりを観察し、患者さんをとりまく環境のひとつである家族の特徴を見立て、患者さんの治療に役立てる必要がある。

　家族の特徴を見立てるとき、家族療法の考え方が役に立つ。家族療法には、IP（Identified Patient；患者とされている人）という考え方がある。患者さんは治療を求めているために、家族から"病気"のレッテルを貼られやすい。ここには、患者さんを"病気"とすることで、家族関係の安定を無意識的に

はかろうとする、家族全体の心理が絡んでいることもある。家族成員全体を1つのシステムとして見ると、患者さんの問題や症状は、単に患者さん個人の病理だけではなく、家族システムの病理の現われとも見ることができる。このとき、家族力動（family dynamics）の見立てが重要となる。

　家族力動の見立てとは、家族成員1人1人の見立てとともに、家族間の関係性（連合や同盟、境界）、家族内の価値観や暗黙のルール、触れられないが家族のみんなが知っている家族内の秘密などが、家族内でどのように位置づけられ、展開されているか、また、その動き方が、どのようにIPの問題に関係しているか、ということについて理解することである。

　家族力動の見立てが重要となるのは、家族が治療の場に登場したとき、心理士が会うべきか会わざるべきか、また、会う場合、どのような面接構造がよさそうか（個別か合同か、会う順番や時間配分など）を判断するのに必要となるためである。

　たとえば、個別面接と合同面接には、双方に長所と短所がある。患者さんと家族に話を聞くことで、患者さんの日常生活の様子や問題・症状の出方について、患者さんの捉え方とともに、家族の捉え方や理解の程度を知ることができる。合同面接では、それに加えて、家族間の関係性やコミュニケーションの特徴（意見の一致度とズレ、ズレがあるときの折り合いのつけ方など）も見ることができる。

　ただし、合同面接では、家族内の力関係に圧倒的な差異がある場合、1人が話しつづけ、公平に話を聞くことがむずかしくなることもあるため、注意が必要である。

　このようなときのために、家族療法には、肩入れ（side taking）という考え方がある。心理療法では、基本的に、治療者は中立性を保つべきであるとされている。しかし、家族面接では、治療者は家族力動の中に巻き込まれることは避けられないとも考えられる。そのため、治療者は家族力動の中に巻き込まれることを逆利用し、治療者が"公平に肩入れ"して特定の立場や家族成員をサポートすることにより、家族システムのパターンに介入して例外をつくり、家族力動に治療的な変化を起こすことをめざす。

　このように、家族面接では、家族療法の考え方や技法を活用することがで

きるが、家族についての見立てと見通しをもっていることが前提となる。見立てと見通しをもたないまま家族面接を行なうことは、治療者が生身のまま家族力動に巻き込まれることになるため、注意が必要である。

(3) さまざまな家族面接

ここで、家族の登場に応じて、また家族についての見立てと見通しをもって、家族面接を行なうことが、患者さんと家族の変化にどのようにつながっていくのか、ケースを通して考えてみたい。

なお、ここに紹介するケースは、プライバシーに配慮し、筆者が経験したいくつかのケースから再構成された架空のケースである。

【事例1】 子どもの不登校を契機に受診したケース——家族面接が必要なケース

小学校1年生のAちゃんは、小学校入学後、楽しく学校に通っている様子であった。しかし、小学校1年生の3学期、かぜで学校を数日休んだあと、朝起きると「頭が痛い」「お腹が痛い」と言い、学校をたびたび休むようになった。小児科を受診したが、身体的な問題は認められず、それでも、頭痛や腹痛による休みが10日以上つづいたため、母親が「このままでは不登校になってしまうかもしれない」と心配して、Aちゃんを連れて精神科を受診した。

早い段階で精神科受診につながったのは、母親が精神的な病気で通院しており、悩みが症状として身体に出ることもあることを経験していたり、精神科には医師のほかに心理士もおり、心理的なサポートを受けられることを知っていたという背景があったことによる。

初診時、母親に連れられて来たAちゃんは、Aちゃんのことを心配そうに話す母親の後ろに隠れながらも、年のわりに落ち着いた表情で、大人たちの話を静かに聞き、周囲を観察している様子であった。Aちゃんに〈ここのこと、お母さんにどういう風に聞いて来たの？〉と聞くと、「どういう風に聞いたっけ？」とはにかみながら自分では答えず、母親に頼って代わりに答えてもらう様子が見られた。困っていることを相談できる場であることを伝え、

〈いま困っていることは？〉と聞くと、今度は「困っていることはない」と淡々と答えた。

　しかし、あとで別室で、母親に最近の日常生活の様子を聞いてみると、母親は病気が悪化して休職中のため、Ａちゃんが学校を休みはじめてから、日中ずっと２人きりで家にいること、そして、夜の入浴時や就寝時、Ａちゃんがいつも母親のそばにいたがるため、母親はＡちゃんの求めに応じながらも、自分の時間がもてず、負担に感じていることがわかった。

　Ａちゃんが「お母さんが仕事を休んで家にいるなら、私も学校を休んでお母さんと一緒にいる」と言っていることから、具合いの悪い母親を１人にすることが不安で、母親のそばについているために、学校を休んでいるのではないかということが考えられた。ここには、Ａちゃんが幼少期から、母親が具合いの悪くなるときがあることを見てきて、密着関係のなかで、なんとか母親を支えようとしていることがうかがわれた。

　そこで、この母子の密着関係のパターンに例外をつくるには、父親に積極的にかかわってもらうことが必要と考え、母親には、子どものことは家族みんなでサポートするのがよいと思われること、それが母親の負担軽減にもつながると思われることを伝え、次回は父親も一緒に、家族３人で受診してもらうよう、心理士から提案した。

　このように、家族を治療の場に呼び込むはたらきかけを、心理士からすることもある。これは、家族力動に治療的な変化を起こし、患者さんの治療を進展させる前提として、家族内でキーパーソンになりうると考えられる家族成員に治療の場に登場してもらうためである。

　後日、母親から話を聞いた父親は仕事を休み、家族３人で受診した。Ａちゃんが別室で子ども担当者と話している間、両親同席で家族面接を行なった。

　家族面接では、Ａちゃんも母親も、たがいに心配し合っているからこそ、そばにいると思われること、父親は母子２人の関係を大切にするために、距離をとって見守るようにしてきたが、１人疎外感も感じていたこと、一方、母親は父親の態度を拒否的に感じていて、休職して申し訳ない、これ以上父親に負担はかけられないと思っていたことなど、これまでことばにしてこなかった家族それぞれの思いを話し合った。そして、いまは両親で話し合い、

役割分担をして、Aちゃんにかかわっていくことが大切であることを確認し合うことができた。

具体的には、母親は病気で朝早く起きることがつらく、毎朝症状を訴えるAちゃんを学校へ送り出すことや、学校との連絡を負担に感じていたため、朝の時間や学校・病院のことは、父親に担当してもらえると心強いことを話し合い、役割分担を確認した。

このケースでは、家族面接を両親で話し合う場と位置づけ、父親の家族内での役割を確認し、父親の存在意義を評価することにより、父親が能動的・積極的に家族とかかわるようになっていった。それにともない、家族間のやりとりが増え、風通しがよくなっていった。

母親が、父親のおかげで負担が軽減したことを実感でき、父親に信頼を寄せるようになると、Aちゃんも、学校のことなど、家の外のことは父親に相談し、話し合って決めるようになっていった。

また、Aちゃん自身、学校で頑張っていることを褒めてもらいたいときや、自分の気持ちをゆっくり聴いてもらいたいときには、母親に聴いてもらうようになり、Aちゃんも、両親を自然に使い分けられるようになっていき、家族関係がより円滑になっていった。

これは、両親の役割を意識的に分けて、家族関係にほどよい距離感を生むことにより、父子間および母子間、そして父母間でも、やりとりが増え、家族間に質の異なる多様なコミュニケーションが生まれたことによる変化と考えられる。このケースでは、家族面接を始めて数週間後、Aちゃんは断続的に登校するようになり、数カ月後には、Aちゃんは朝自分で起きて登校し、さまざまな活動にも積極的に参加するようになっていった。

【事例2】 夫の問題を主訴に夫婦で受診したケース——家族面接の検討が必要なケース

40代の女性Bさんは、夫婦関係の悩みで、夜眠れず、食欲がない、気分が落ち込むという症状で、精神科を受診した。その後、夫婦で話し合いたいが、話し合おうとすると夫が怒って物を投げるため、夫婦2人だけでは話し合えないという悩みが語られるようになった。やがて、夫婦で話し合えるように、

夫婦一緒にカウンセリングを受けたいと妻が希望し、主治医からの紹介で、精神科に併設されたカウンセリングルームに来室した。

　初回は、妻の希望で、夫婦同席で家族面接を行なった。夫が自分の考えを話さないため、夫婦で話し合えないこと、妻が話し合おうとすると夫が怒って物を投げるので、妻は恐怖を感じていること、夫の行動はDV（Domestic Violence）ではないかと感じていることを、妻1人が話しつづけた。

　妻は自分のつらさを間断なく話しつづける一方、夫はずっとうつむき黙っており、妻からどんなに責められても、自分からは口を開こうとしなかった。また、妻は心理士に対して強く訴える一方、隣に坐る夫のほうは見ようとせず、夫に関心を向ける様子は見られなかった。そのほか、夫は物を投げるが、妻に向かって投げたことはなく、妻に直接暴力を振るったことはないこと、また妻はこのまま話し合えないなら、離婚調停に持ち込むと夫に話していることなども、初回に確認された。

　このような夫婦関係の様子から、夫の物を投げる行動は危険なものであり、今後エスカレートする可能性もまったくないわけではないが、妻の一方的で感情的な言動が夫の感情を刺激し、口を挟めない状況で夫の物を投げる行動が生じている可能性も考えられた。また、妻が、夫の行動のみを責め、夫が行動を改めないと離婚調停に持ち込むと話している様子から、家族面接の場が、妻が夫をさらに責め、追い詰める場になる可能性も考えられた。

　そこで、このケースでは、カウンセリングは夫の行動や離婚の是非について判断する場ではないこと、そして、夫婦1人1人が、夫婦関係にまつわる自分の気持ちについて、ことばにして整理してみたい、今後について考えてみたいと思う場合には、夫婦同席ではなく、個別で面接をするほうが、いまはよいのではないかと思われることを、心理士から提案した。

　話し合いの結果、夫も妻も個別面接を希望し、それぞれ別の担当者をつけて個別面接を開始した。その後、カウンセリングの場で、それぞれが自分の気持ちをことばにして整理していったことで、結果的に、家で夫婦で話し合うことが増えたということであった。

(4) 見立ての大切さ

　このように、家族面接の導入には、患者さん（または家族）の治療に役立てるという意味で、家族力動の見立てがまず必要になる。家族力動の見立てが十分になされていないと、心理士も家族の悪循環に巻き込まれ、家族関係が複雑化することにもなりかねない。

　家族が治療の場に登場するとき、心理士に求められるのは、家族全体を俯瞰でき、また、家族成員1人1人を多方面から見られるようなバランス感覚ではないかと思われる。

　家族のなかでIPはだれか、本当の意味で治療を必要としているのはだれか、キーパーソンになりうるのはだれか、家族にとってほどよい関係性や距離感はどのようなものか、1つ1つの家族、そして、家族成員1人1人に、どのようなかかわりが求められているのか、家族の特徴に合わせて、ていねいに考えていく必要がある。

　そのさい、家族の中の強い力にただ巻き込まれるのではなく、専門家として、意識して巻き込まれることをいかに逆利用できるかが、家族に治療的な変化を起こし、それを患者さんの治療につないでゆくポイントになるのではないかと思われる。

［参考文献］
長谷川啓三・若島孔文編『事例で学ぶ家族療法・短期療法・物語療法』金子書房，2002年
岡堂哲雄『家族心理学入門』培風館，1999年
R.シャーマン & N.フレッドマン（1986年），岡堂哲雄・平木典子他訳『家族療法技法ハンドブック』星和書店，1990年
若島孔文・長谷川啓三『よくわかる！短期療法ガイドブック』金剛出版，2000年
遊佐安一郎『家族療法入門―システムズ・アプローチの理論と実際』星和書店，1984年

（髙橋　由利子）

4 ソーシャル・ワーク

(1) その価値観と方法論

　精神科病院では多くの精神科ソーシャル・ワーカー（PSW：「精神保健福祉士との連携」の節で詳述する）が勤務している。ソーシャル・ワークという場合、通常はこうしたPSWの担当領域であることは明白であるが、昨今急増してきた診療所（クリニック）のなかにはPSWがおらず、心理士がこの役割を果たしているところが少なくない。

　そこで、こうした心理士が代行するソーシャル・ワーク業務について紹介する。ただし、本来のソーシャル・ワークは小手先の技術にとどまるものではなく、基本となる精神から知る必要がある。

　偏見かもしれないが、心理臨床を学ぶ人の多くは、ソーシャル・ワークについて関心が低いように思う。その前提で、ここではかなり基本的なところから話を起こそう。ソーシャル・ワークはそれ自体、膨大な知識と経験の蓄積をもっており、本来ならそれにふさわしい専門家にゆだねなければならないが、さしあたりの理解として、私の記述を参考にしてほしい。

　さて、どのような援助職にも固有の価値観と方法論がある。ソーシャル・ワークにおける価値観は大きく分けて2つある。1つは「社会・環境と個人のかかわり」の重視であり、もう1つはアドボカシー（advocacy：「権利擁護」と訳される）の重視である。それらの価値を実現するための方法論として、社会資源の活用や環境調整、さらにはアウト・リーチやソーシャル・アクションといった取り組みが展開されている。

　アウト・リーチとは、援助を必要としている人たちに対して、こちらから積極的に援助を展開していこうとするものである。それは単に援助の"出前"などではなく、援助を必要とする状態にあるにもかかわらず、それを求める声を上げることすらできない人たちの発見や掘り起こしをも含んでいる。たとえば、経済的に困窮しているのに、生活保護を申請できることを知らないでいる人たちがいる。そうした人たちを見つけ、生活保護を受給できるように手助けするわけである。

また、ソーシャル・アクションは、必要な社会資源が足りないというときに、積極的にそれらを整備していくための社会運動を展開していくことを指している。たとえば、地域の中に作業所をつくったり、いまの法律が不十分であれば法改正をするようにはたらきかけたりするのである。

(2) 障害の捉え方

ソーシャル・ワークでは、援助対象である人間存在を「社会の中で生きている人」＝「生活者」として捉える姿勢をもっている。医学に代表されるような、傷病や病理を中心に置いた人間存在の捉え方を「医学モデル」と呼ぶのに対して、生活者としての人間存在を中心に置き、疾病や障害はその構成要素の一部にすぎないと見る捉え方を「生活モデル」と呼ぶが、今日的なソーシャル・ワークは、この「生活モデル」に拠っている。

ソーシャル・ワークにおいては、障害はあくまで生活者の一部分にすぎない。そうであれば、障害部分を直接に変えることはできなくても、残された健康な部分を伸ばしていくなどして、障害による「生活の質」の低下をできるだけ小さなものにすることが、援助を考えるうえでの基本線となるだろう。リハビリテーションによって残存機能の伸長や代替機能の開発をはかったり、必要であれば前述のソーシャル・アクションも含めた社会資源の活用を通して、全般的な「生活の質」の向上を手助けすることになる。

ところで、私たちが「障害」とひとくくりで表現しているものは、いくつかの次元に分けて捉えることが可能であるし、実務上、有益でもある。そのことをイメージするのに、WHOにより1980年に発表された「国際障害分類（ICIDH）」は助けになる（図4-1）。

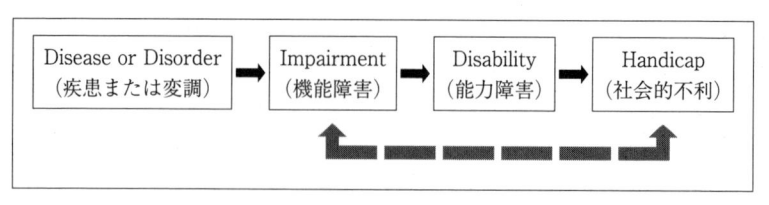

```
┌─────────────┐   ┌─────────────┐   ┌─────────────┐   ┌─────────────┐
│Disease or   │──▶│ Impairment  │──▶│ Disability  │──▶│  Handicap   │
│Disorder     │   │（機能障害） │   │（能力障害） │   │（社会的不利）│
│（疾患または │   │             │   │             │   │             │
│ 変調）      │   │             │   │             │   │             │
└─────────────┘   └─────────────┘   └─────────────┘   └─────────────┘
                         ▲                 ▲                 ▲
                         └─ ─ ─ ─ ─ ─ ─ ─ ─┴─ ─ ─ ─ ─ ─ ─ ─ ─┘
```

図4-1

佐藤久夫：国際障害分類の改正動向，日本精神障害者リハビリテーション学会第5回大会，1997（『精神保健福祉士の基礎知識』上巻より，再掲）

ご存知の読者もいると思うが、この国際障害分類は2001年5月の改定を経て、現在では「国際生活機能分類（ICF）」に改められている。改定版には多くの示唆が込められており、上記の障害分類からは大きく変化しているが、図式が煩雑になるのと、ここではあくまでイメージをつかんでもらうことに重点を置いたので国際障害分類の紹介にとどめた（ICFについては、「『国際生活機能分類—国際障害分類改訂版』〔日本語版〕の厚生労働省ホームページ掲載について」URL：http://www.mhlw.go.jp/houdou/2002/08/h0805-1.htmlを当たってもらいたい）。

　ここに挙げた「機能障害」とは生物学的レベルでの障害を指し、「能力障害」とは個人の能力レベルで捉えた障害、「社会的不利」は社会的存在としての人間というレベルで見たときの障害であるとされる。身体障害を例にとれば、事故にあって両脚を失った場合、「脚がない」ということは「機能障害」のレベルでの障害であり、その結果「歩行できない」という「能力障害」が生じ、そのために「失職してしまった」ということになると、「社会的不利」をこうむったことになる。

　精神障害の場合、必ずしもこうした図式には馴染まないといった批判もあるが、大事なのは、このように障害をいろいろな次元に分けて捉えるという考え方である。分けて捉えることによって、援助の糸口が見えてくるからである。先の例でいえば、失った両脚を再生することは、現在の医療ではまだ不可能であるが、結果として生じる社会的不利に対しては、援助的介入の余地が残されていることに気づくであろう。この図は、心理臨床においても豊かな示唆を含んでいる。

(3) 援助の捉え方

　ここまでは、半ば意図的に「援助を受ける」とか「援助の対象となる人」といった表現を用いてきた。そうした表現のほうが、読者に馴染みがあると思われるからである。しかし、ソーシャル・ワークの場では、こうした感覚を変えていこうとする動きがすでにみられる。ソーシャル・ワーカーたちが主張するのは、福祉サービスを利用するのは国民の当然の権利であり、主役はサービスを提供する側ではなく、サービスを利用する側なのだ、という考

え方である。

　施しを受けるように「助けていただく」のではなく、福祉サービスを自由に選択し、主体的に利用する人というイメージから、ソーシャル・ワークの領域では福祉サービスを利用する方々のことを「ユーザー」と呼ぶ。また、従来「援助」と呼んでいた行為についても、しだいに「支援」という用語に置き換えられてきている。「援助」が「助けてあげる」的な語感があるのに対して、「支援」には本人の主体を主役としながら、周囲はそれを「支える」役を務めるのだという語感があるからであろう。こうした意識の変化は、今後ますます広がっていくのではないだろうか。

　ただし、当然のことながら精神科における福祉的支援の実践は、単純にユーザー本位とだけ割り切れないところが残る。主体的判断といわれても、まさにその判断を下す精神機能において、精神障害者は不利な状態にあるからである。実際には、判断能力を含めて、精神障害者が常に不安定な状態にあるわけではない。しかし、緊急時には精神障害者本人の意思を脇に置いて、支援者側が判断を代行せざるをえない場面もあるであろう。安易なパターナリズムは排除されなければならないが、同時に、手放しでユーザーにすべてのリスクを背負わせることも現実にはむずかしいのである。

　こうした葛藤をはらみながらであるが、現在の福祉における支援モデルについて、福山（2002）は以下のように説明している（図4-2）。

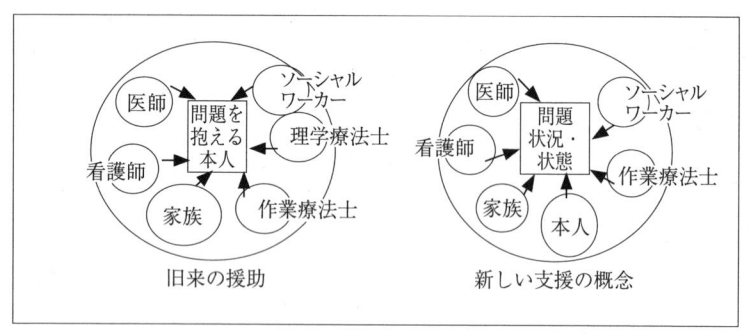

図4-2　旧来の援助と新しい支援の概念
（福山和女，2002）

　従来は、専門家チームが「問題を抱える本人」を援助するというイメージ

であった。しかし、昨今のソーシャル・ワークでは「問題」と「本人」とを切り離し、「本人」は「問題」解決のための、チームの主要な一員として位置づけられている。支援関係におけるこのモデルは、心理士がソーシャル・ワークを行なう上でも参考になるであろう。

(4) ソーシャル・ワークと臨床心理学

　ソーシャル・ワークと臨床心理学との結びつきは深いものがある。まずはソーシャル・ワークの歴史、とくに臨床心理学とのかかわりを取り上げよう。

　ソーシャル・ワークには、精神分析学との出会いが大きなインパクトを与えたことが知られている。すでにリッチモンド（Richmond, M.）の『社会診断』(1917) において、個体と社会環境との関係を捉えていくという姿勢が打ち出されていたソーシャル・ワークであったが、1920年代以降、フロイトの精神分析学との出会いにより、その関心は個人の心理的課題へと傾いていった。こうした流れは、のちに「診断主義」と呼ばれることになる。

　しかし、世界大恐慌（1929年）により、アメリカ国内にも失業や貧困といった深刻な社会問題が生じた。個人の内的問題に関心を寄せるばかりでは解決できない、これらの現実的な困難に対処するために、それぞれの支援機関のもつ機能を活用することによって解決をはかろうとする「機能主義」が登場する。「機能主義」の立場に立つソーシャル・ワーカーたちは、クライエントの自由意思を尊重し、主体的な問題解決を助けるという目的のために、フロイトの精神分析学ではなく、ランク（Rank, O.）の意思心理学との結びつきを深めたとされる。

　こんにち、臨床心理学の歴史のなかでランクの名を見ることは少ないように思う。読者の多くも、彼がフロイトの弟子であったことまでは知っていても、その後に展開した彼の意思心理学に詳しい方は少ないのではないだろうか。ともあれ、ランクは自身の心理学の中で「Will」の重要性を主張し、患者さん（クライエント）の意思を重視した。彼のアメリカでの講演をロジャースが依頼したことも知られており、ロジャースの来談者中心療法の形成にも少なからず影響を与えたのではないかといわれる。そうした意味でも、ランクはこんにちの臨床心理学の大きな流れを生んだ、影の立役者の1人とい

ってよいのかもしれない。

　本節はソーシャル・ワークそのものについて詳述することを目的とはしていないので、歴史を含む詳細は参考資料に当たっていただきたいが、臨床心理学と密接不可分な成り立ちを歴史的にもっているという点だけは理解しておいていただきたい。

　以上のような成り立ちをもっていることもあり、ソーシャル・ワークでは早くから個人の心理的側面への関心は高かった。精神分析をはじめとする、さまざまな臨床心理学的な技法も積極的に採り入れられている。古典的なものであるが、「バイステックの7原則」と呼ばれるものなどは、そうした類似性の高さをよく示している。参考までにここに挙げておこう（表4-1）。

表4-1　バイステックの7原則

1）クライエントを個人としてとらえる
2）クライエントの感情表現を大切にする
3）援助者は自分の感情を自覚して吟味する
4）受けとめる
5）クライエントを一方的に非難しない
6）クライエントの自己決定を促して尊重する
7）秘密を保持して信頼感を醸成する

（尾崎らによる新訳）

(5)　**必要な知識と態度**

　ソーシャル・ワークは支援対象の人数的な規模により、個別援助（ケース・ワーク）、集団援助（グループ・ワーク）、地域援助（コミュニティ・ワーク）に3大別される。これは心理臨床における個人療法、集団療法、臨床心理的地域援助にそれぞれ相当するものとイメージしてもらえばよい。このうち、心理士が業務としてかかわるのはほとんどがケース・ワーク業務であろう。具体的には、患者さんを取り囲む環境調整や関係機関との連携、社会資源の活用が主たる内容となる。

　環境調整の例としては、患者さんと家族との関係調整などがある。精神障

害者のうち、決して少なくない人たちが家族との関係をこじらせている。幻覚・妄想などに影響されて患者さんがとった言動がこじれの原因となっていることもあれば、そもそも家族内のコミュニケーションの様式が混乱しているのだとする主張もある。何であれ、家族との関係が良質なものとなることは、多くの精神障害者にとって「生活の質」の向上を約束する。そのために家族教室などの場を使って、家族への心理教育の機会を提供している病院も多い。ほかにも職場復帰を控えた患者さんのために、職場の上司などに向けて適切な処遇のための情報提供や助言をしていくことも環境調整のうちに含まれるであろう。

　関係機関との連携の例としては、地域生活センターや作業所などの精神保健福祉士と患者さんの社会復帰支援のプランを話し合い、協調して支援を展開する場合などがある。あるいは、不登校といったケースでは、スクール・カウンセラーや養護教諭との連携が必要になることもあるだろう。患者さんが生活保護の受給世帯であったり、これから保護を申請する必要があるという場合には福祉事務所との連携が生まれるであろうし、就職や復職をめざしているならハロー・ワークの障害者相談窓口や、企業内の心理相談員、産業医との連携が必要となるかもしれない。

　社会資源には、連携の例に挙げたような諸機関・施設はもちろんのこと、制度的なものや、患者さんが利用できるすべてのものが含まれる。たとえば「病院」や「施設」といったハコモノも社会資源であるし、「生活保護」のような制度的なもの、ホームヘルプ・サービスのような人的サービスも社会資源に含まれる。とくに制度的なものや人的サービスに関しては、国で定めたもののほか、各市町村単位で実施しているものもある。多くは在住・在勤を条件としているので、患者さんの住所や勤務先に照らして、どのようなサービスがあるのか調べてみてほしい。なお、調べるに当たっては、市町村の窓口に当たるのが便利である。市町村で行なっている事業を紹介した資料とともに、国や県といった単位でのサービスを紹介する資料も揃えていることが多い。もしくは地域の社会福祉協議会や保健所に当たるという方法もある。

　いうまでもなく、これらの社会資源について精通していることは理想であるが、現実にはすべてを知ることは無理がある。挙げはじめるとキリがない

が、最低限、本書の第2章「医療現場と関連施設の紹介」の表2-3に挙げたようなものだけでも押さえておいてほしい。

　読者のみなさんは社会資源にそれほど明るくない方が多いであろう。同様に、あるいはそれ以上に、患者さんは社会資源のことを知らないことが多い。申請する資格があるのに、障害年金のことを知らなかった、といったこともよくある。こちら側が意識をもっていなければ容易に見過ごしてしまう。反面、たとえば障害年金のことを知っていても、「障害」ということを受け入れるのに抵抗があり、受給申請をしたくない、という患者さんもいる。社会資源があるからすぐに利用するというのではなく、患者さん本人の意思をつねに大事にする必要があることを、再度、強調しておきたい。

　患者さんの中には、自分の気持ちを表明することに抵抗がある人もいる。表面に出されている言葉とは裏腹な気持ちがあることもある。侵入的なやりとりとならないように気をつけながらも、慎重に、ていねいに、患者さんの気持ちを確認してほしい。「小さな親切、大きなお世話」という言葉があるが、福祉的支援は非常に強力であるがゆえに、思慮に欠けた介入はそれ自体が人権を蹂躙した"暴力"にさえなりうるからである。

(6) 心理士が行なうソーシャル・ワーク

　ここまでの内容でソーシャル・ワークの大まかなイメージはもっていただけたと思う。次に、具体的な例を1つ挙げて心理士が行なうソーシャル・ワークの姿を描いてみたい。なお、ここではPSWがいない診療所を想定して話を進める（以下は、架空の事例であることをお断りしておく）。

【アルコール依存症のAさん】

　Aさんは50歳代の男性である。アルコール依存症で5年前から失職していた。ホームレス状態であったAさんは、先ごろの派遣村運動で保護され、長く連絡を絶っていた家族と再会をする。さしあたり家族の援助で社会生活を再開したAさんだが、安定した社会復帰のためにはアルコール依存症の治療が不可欠ということでクリニックを受診するに至った。しかし、家族としても継続して援助していくことは経済的に苦しく、将来に不安を抱えている状

態であった。

　担当した心理士は、Ａさんや家族とよく話し合ったうえで、生活保護の申請を勧めた。実は、ＡさんもＡさんの家族も、生活保護という制度があることは知っていたが、住所不定の状態では申請を受け付けてくれないものと思い込んでいた。

　経済的な不安が解決され、Ａさんは単身生活をしながらアルコール依存症の治療に専念することができるようになった。その後、機会をみて心理士はＡさんに酒害教室を勧め、さらには自助グループである「ＡＡ」を紹介した。地域の保健所の保健師も関与してくれることとなり、福祉事務所のケース・ワーカーらと情報交換をもちながら、Ａさんの支援が継続している。

　この事例は架空のものであるが、社会資源を紹介するという機能や、関係機関と連携をとりつつ支援を展開していく姿が、少しイメージしていただけたのではないかと思う。ここでは簡単な素描しか紹介できなかったが、参考文献を挙げておくので、併せて目を通していただけると理解が深まると思う。

(7) 心理臨床とソーシャル・ワーク

　私としては以前から気にかかっている点が１つある。これまでにも「心理臨床とソーシャル・ワーク」といった類いの話題は専門誌などでたびたび取り上げられてきた。しかしなぜか、それらは「ソーシャル・ワークの中で心理臨床的理解や技法をどう活用するか」という視点になりがちであったように思う。逆に、心理臨床の中でソーシャル・ワークをどう活用するか、という視点での記述が見当たらないのである。これでは、「心理臨床はソーシャル・ワークを構成する１要素にすぎない」と自ら認めているようなものではないだろうか。

　幸か不幸か、心理士の国家資格が成立をみないまま精神保健福祉士法が成立したことにより、多くの医療現場の心理士が精神保健福祉士を受験・取得するという現象が生じた。その結果、望外のかたちであるとはいえ、多くの心理士が社会福祉やソーシャル・ワークの世界に触れることとなった。心理士がソーシャル・ワークを行なう上での留意点やコツのようなものは何なのかといった点については、これから本格的に考究されていく課題であるよう

に思う。

　ここでは、これまでの経験と工夫の範囲で、私自身が行なっているところを少しだけ記述しておきたい。事例というほどまとまったものではないが、反省を含めて１つのエピソードを紹介しよう。

【統合失調症のＢさん】

　Ｂさんは50代の女性であった。統合失調症の診断で、もう何年も入院しつづけている。Ｂさんは毎日のようにPSWの勤務室に来ては同じことを訴えていた。「すごい風が吹いて、どこかに飛ばされそうだよ！」「私は病院から出て行くつもりなんかないよ！」と。

　当時、私はPSWになりたてであった。Ｂさんは私の担当患者ではなく、担当者は別のPSWであったが、その担当者も含めて、毎日、執拗に繰り返されるＢさんの訴えに対して、PSWはだれも取り合おうとしなくなっていた。「またか」とか「ハイ、ハイ」といった雰囲気が勤務室を占めていた。

　担当ではないので私には遠慮があったが、同時にある仮説をもってＢさんの訴えを受け止めていた。彼女の入院は長期にわたっている。普通に考えれば、精神科病院などすぐにも退院したいであろう。しかし、精神障害者の中には、家族との関係に"もつれ"を抱えている人が少なくない。なかには、厄介払いのように精神科病院に入院させられている人もいるし、家族が退院の受け皿になってくれない場合もある。Ｂさんの入院がすでに長期にわたっていること自体が、その辺りを暗示しているように思えた。

　私は、次のような仮説を考えた。Ｂさんは、本心としては「退院したい」のであるが、それを認めてしまうと「退院できない」自分の現実というものが見えてきてしまう。だから、「退院できない」のではなくて、「退院したくないのだ」と思い込もうとしているのではないか。しかし、内心に抱えた「退院したい」という思いは強く、統合失調症という障害からくる自我機能の弱さもあり、抑圧を完成することはむずかしい。結果として、無意識下に抑圧しようとした「退院したい」という思いは、Ｂさんを病院から吹き飛ばす「風」として妄想的に認知されているのではないか……。

　こうした仮説をもとに、私はあるとき、Ｂさんに〈いきなり吹き飛ばされ

ても、困っちゃいますよね。病院の外で生きていくにも、準備が必要だし〉と切り出してみた。「そうですよ」と泣きそうな顔で答えるBさんに、〈そうですよねぇ。そうだなぁ、せめて中間施設みたいなところだったら、まだいいんだろうけど〉と話してみた。「何ですか、それは？」とBさんが反応してきたので、私は当時"中間施設"と呼ばれていた、いまでいう生活訓練施設などの話をした。

翌日から、Bさんからそれまでの妄想的な訴えが消え、代わりに「中間施設の資料を見せてください」という要求が聞かれた。Bさんはひとしきり、付近の中間施設について情報を集めていたが、残念なことに、当時はまだその数も十分でなく、彼女が利用できそうな施設は見当たらなかった。その後は再び、「退院しない」「風に吹き飛ばされる」という訴えに戻っていった。

エピソードとしては以上である。当時、私が立てた仮説は、あるいは正しかったのかもしれない。少なくとも、そのとき、私の中でそれなりに手応えめいたものを感じていたのは確かである。しかし、当時の私には、その後のことまでは考えられなかった。結果的に、Bさんにはいっそう酷な結末を体験させてしまったように思う。このような示唆を行なうときには、やはりその先に光があるという見通しがなければ、期待をさせてハシゴを外すような仕打ちになってしまう。

このBさんとの体験は、患者さんの妄想の中にも了解可能な部分が相当程度にあるという感覚とともに、先の展開を考えずに干渉してしまうことへの戒めを私に与えてくれた。心理療法の中でソーシャル・ワークを展開する場合、ソーシャル・ワーカーとの違いとして、より専門的な視点からの心理理解をはかりつつソーシャル・ワークを展開していける可能性とともに、未熟なソーシャル・ワークの実施によって患者さんを傷つけてしまう危険性を示しているように思う。

また、患者さんの心理理解を仮説的に立てて介入するということとは別に、患者さんへの情報提供や提言をどのタイミングで行なうか、どのように行なうかといったことも考えなければならないであろう。

患者さんの話を聞いていて、「ああ、このところはこうしたらいいのに」

と思うことがある。「市役所に行って相談すれば道が開けるかもしれないのに」とか、「こういうことは法律の専門家に相談したほうがいいだろう」とか、内容はさまざまである。そうした思いつきの適否はともかくとして、「それをこの面接の中で提案していくにあたっては、どのようなタイミング、どのような提案の仕方が望ましいのだろう？」と悩む。ソーシャル・ワークという"異文化"を、心理面接の全体の流れの中に違和感なく収めたいと考えると、必然的に「そもそも心理臨床とは何なのか？」という問いにさえもぶつかってしまう。

　私はまず、問題の緊急性や重要性を考える。医療においても救急医療と通常医療とは対応が大きく異なるように、緊急性が高いと判断すれば、心理面接の流れを中断してでも、必要な介入を優先する。たとえば、生活が破綻していたり、経済的な逼迫が限界を超えている場合や、生命の危険が懸念されるような身体状態にあるときなどである。次に、患者さん本人の能力を考える。患者さんはどの程度まで自分で必要な処理を行なうことができるだろうか？　「市役所の○○という窓口で申請してください」といった口頭の説明だけで足りる人もいれば、そういった行為をだれかが代行する必要のある人もいる。以上の点は迷うことは少ない。

　迷いが生まれるのは、必ずしも緊急性などが高くない場合である。いま、この瞬間に進んでいる面接の流れをできるだけ壊したくない。心理療法である以上は、心理的な側面に焦点を当てていく作業をおろそかにできない。しかし、皮肉なことに、こちらの情報提供や提案が有益なものであればあるほど、患者さんは次回からもそうした話ばかりを期待しがちとなる。結果的に、「どうしたらいいのでしょうか？」という問いばかりが繰り返される面接の方向へ、心理士の側が誘導してしまうことになりかねない。

　一方で、患者さんと一緒に同じテーマについて悩み、どうにか答えを出そうと苦闘することは、一種の"共同作業"の雰囲気を生むかもしれない。しかし、ここでまた考える。共同作業の雰囲気が生まれることは、本当によいことか否か？

　河合（1986）は、治療者と患者さんの間で展開される感情転移について、"強さ"と"深さ"という軸から考察している。よく文献に記載されているよ

うな、恋愛感情や陰性感情などが激しく表出されている転移は"強い転移"であり、箱庭療法のように、むしろ転移が生じているかどうかも明確でないような穏やかな関係のままに治療が進展しているときには"深い転移"が生じているのではないかという。明言されているわけではないが、河合は心理療法においては"強い転移"以上に"深い転移"を重く見ているように感じられる（と同時に、その危険性について指摘していることも見逃せない）。

　先の話に戻せば、非常に不安の強い状態にある患者さんに対して共同作業の雰囲気を送ることは「抱え」の効果をもつであろう。それは心理士と患者さんの関係の質を"強く"するかもしれない。しかし、それだけに終わっていては心理療法としては不十分であろうとも思う。こうした抱え方を必要とする患者さんは、ひょっとして、親をはじめとする他者との間で"共同作業"の体験をもったことがないのかもしれない、といった連想の広がりや、そうであれば１人でやってこざるをえなかった孤独感があるのだろうといったことを想像しつつ、それをフィードバックする機会を待つ、という姿勢が必要となるだろう。

　心理士がソーシャル・ワークを行なう場合は、そうした深い流れを意識しながら、タイミングや伝え方を工夫しなければならない。私自身も迷いながら試行錯誤しているが、原則として、患者さんの話の焦点が「気持ちを語る」ことよりも「現実的な対処法や行動について悩む」ことにあると判断できるまで、現実的な助言や提案は控えるようにしている。また、そうしたときにも必ず助言をするというわけではなく、患者さんの話題が「気持ちを語る」ことに向かっていない点を取り上げる場合もある。ただし、この点を取り上げるさいには、患者さんにそのことを扱うだけの内省力やゆとりがありそうか、考えてみる。

　よくある「どうしたらいいのでしょう？」という患者さんの問いに対しても、そのままのってしまってよいものか考える。すぐに答えないままに話をつなげていく方法の１つとして、〈このことは、ほかのだれかに相談したことはありますか？〉と返すこともある。「ある」ということであれば、その答えを聞いてどう思ったか、重ねて聴いていく。似たような方法として、直接、細かい助言を与えずに、そうした問題の扱いに明るそうな知り合いがい

るかを尋ね、その人と話してみるよう促すこともある。できるだけ、患者さん本人のもつネットワークを活用したいし、そうした人たちとの関係改善のきっかけになることもあるからである。「ない」ということであれば、〈困ったときに相談できる相手がいない孤独感をずっと抱えてきたのではないですか〉とつなげることもある。

　もう1つのタイミングとして、面接の時間枠の最後のほうに助言を置く場合もある。心理療法的な話は、一区切りついて、終了時間に向けて浅めの話をしていくなかで助言を取り扱うのである。そのさいも、「自分はその専門家ではないけれども」というニュアンスを出すようにしている。〈これはカウンセリングとしての話ではありませんが〉と前置きをしてから切り出すことも多い。心理面接の時間の枠内に、もう1つ「入れ子」のように助言の枠をつくるようなイメージである。

　いずれの場合も、基本として自己開示の雰囲気で話すように意識している。〈私はその道の専門家ではないので、自信をもっては言えませんが、こういう方法はどうだろうかと思ったのですが……〉といった伝え方である。上記のエピソードのやりとりのなかにも、そうした雰囲気が出ているのではないかと思う。いや、正直に述べれば、そうした雰囲気が出ているものであってほしいと願っている。

［参考文献］
福山和女「保健・医療・福祉の領域における専門職の協働体制の意義」精神療法28巻3号（2002年），265頁
蜂矢英彦「精神科リハビリテーションの概念」岡上和雄・新保祐元・寺谷隆子『精神保健福祉士の基礎知識　上巻』中央法規出版，1998年，223頁
川田誉音「精神障害者を中心とした社会福祉援助活動の目的・価値・原則および諸過程と共通課題」岡上和雄・新保祐元・寺谷隆子『精神保健福祉士の基礎知識　下巻』中央法規出版，1998年，83-86頁
河合隼雄『心理療法論考』新曜社，1986年，186-195頁

（福森　高洋）

5　緩和ケア

(1) 緩和ケアとは

　緩和ケアは看取り作業と考えられているが、これは誤解であって、すべての病気、とくに死が予測されるような重篤な疾患に罹った人の心身の苦痛を緩和しようとする作業であり、診断とともに始まり、病気本体の治療と並行して進むものである。

　ただ、病気が進行し、有効な治療手段がなくなっていくなかで、治療と緩和ケアの量的割合は変化していく。患者さんの思いに添って共にいることが仕事である心理士は、いま会っている患者さんが身体的にどのような状態であるかを知るとともに、その時期に起こりやすい苦痛や精神状態、医師や看護師、薬剤師など緩和ケアチームの仕事についてのおおまかな知識も必要である。本節では、癌患者さんを例に緩和ケアの実際について述べたい。

(2) 援助の基本的態度と技法

①癌患者さんの心理的特徴

　性格と癌の関係については精神腫瘍学分野で研究されているが、まだ確定的ではないようである。ただ、前向きの性格の人と、悲観的ですぐに諦める人との5年生存率を比較すると、前者に高く後者は著しく低いという結果があり、患者さんの気持ちを前向きに支えるように添っていく効果は高いと期待してよいだろう。

　癌患者さんのカルテには、精神状態に関して「適応障害」と書いてあることが多い。これはPTSDと同様、「正常な人のきわめて異常な状況における通常の反応」と捉えることが大切で、通常の適応障害の捉え方とは異なる理解が必要である。精神症状として、大うつ病、うつ状態、せん妄が現われやすいが、これらは治療薬の副作用として生じることもあり、ここでも単なる精神科的診断に基づく対応だけではすまないことをおぼえておこう。

　癌の進行につれ変化する心理状態を、筆者は大まかに8段階にわけて概観してみた。

第4章　心理士の職務

1：症状自覚のころ——予期不安や診断される恐怖がある。
2：受診・精密検査——「大丈夫だ」と「もう手遅れではないか」の間をゆれている。
3：診断（告知）——ショック、混乱、興奮、治療法選択の迷い、病院への不安、これまでの生活に対する後悔、治療や予後への不安が強い。
4：初期治療——不安の中で闘病意欲と希望をもつ。
5：維持治療——安堵と再発への不安や生活を健康的に変えようとする意欲をもつ。
6：再発——深刻な打撃からの抑うつ、感情閉鎖や否認、闘病意欲、希望を見つける努力をする。
7：進行期——見捨てられる不安（治療者から関心を向けられなくなる不安）を抱くが、闘病意欲ももっている。身近な人への関心が高まっていく。
8：終末期——見捨てられる恐怖（治療者を含め周囲から関心を向けられなくなる恐怖・周囲から死を当然とされる恐怖）・猜疑・諦め・自己への関心の集中・孤独感・寂寥感などが深まる。

どの時期でも、怒り・哀しみ・不安・恐怖は存在するが、そのなかで患者さんは最後まで希望を見つけようとする。心理士は共に希望を支えるようにしたい。患者さんを死から救えないとしても患者さんを1人ぼっちの寂寥感や孤立感からは救えることを、心に刻んでおきたい。

②癌の痛み・不安・希死念慮

癌が恐れられるのは、致死率が高い、痛みが激しい、治療の副作用が強烈、と信じられているからであろう。そこで、適切な心理教育で正確な知識を伝えるのが心理士の仕事になる。主治医はじめ治療チームへの信頼を培えるように心がけながら、ⅰ）病状から考えられる治療の希望的側面、ⅱ）痛みはすべての癌にあるわけではなく、そしてほぼ確実にコントロールできること、ⅲ）副作用への対応方法があることを伝える。

癌の身体的な苦痛は病状への不安をひきおこして、将来への恐怖心をあおる。また、不安と恐怖心がいっそう痛みを増幅するあげく、人生への絶望や希死念慮まで呼び起こすようである。癌の痛みは、軽度のものでも持続する

ので、抑うつを生み出しやすく、したがって痛みは軽くても希死念慮に至ることがある。痛みが適切にコントロールされるようになると、「死にたい」と言っていた患者さんが「死にたい」とは言わなくなるという。

癌の痛みは、身体的、精神的、社会的、魂の痛み（一般にスピリチュアルペイン、霊的苦痛といわれるものだが、筆者は魂という言葉が適切と考える）の4つの痛み（この4つをあわせて全人的苦痛と呼ぶ）をすべて併せ持つ。

表4-2　癌のもたらす痛み・苦しみ

全人的苦痛	身体的苦痛	癌細胞の浸潤による痛み・痺れ・麻痺によって生じる苦痛、日常生活動作の支障からの苦痛
	精神的苦痛	不安、恐怖、うつ、怒り、孤独感、孤立感等による葛藤
	社会的苦痛	経済、仕事、家庭との関わりにおける支障
	魂の痛み（霊的苦痛）spiritual pain	生きる意味への問い、死への恐怖、人生を振り返ってのさまざまな後悔自責感、生と死のテーマをめぐる葛藤

③緩和ケアにおける患者への心理的援助

癌患者さんへの心理的援助方法は主として、表4-2の精神的苦痛、魂の痛みの軽減にあり、患者さんを絶望感や孤立感・見捨てられ感に陥らせないことである。

1）基本的態度

共感がもっとも重要であるのはいうまでもないことである。しかし、患者さんのほうがこころのずっと深いレベルで思い感じ、考えているために、健康な人間の感覚はなかなか及ばず、患者さんの気持ちに共感することは非常にむずかしいと思われる。心理士としては、ⅰ）優しさ（安心してもらう）、ⅱ）誠実さ（いい加減にごまかさない）、ⅲ）勇気（逃げないで踏みとどまること）をもって、謙虚に付き従っていくようにする。

2）心理教育

病気に対する誤った知識や思い込みが不安や絶望感を生んでいることが多いので、正確な情報（病気の性質、治療の経過、副作用など）を提供して、前向きに闘病できるように援助する。

3）支持的精神療法

共感することはむずかしいにしても、理解しようと努めることはできる。そして「あなたの気持ちを理解したいのです」という真摯な気持ちと態度が伝われば、患者さんのこころを支え、孤立感を癒すだろう。カルテを読んで、ある程度の情報（以下のⅰ）など）を頭に入れ、面接ではあくまでも患者さんの話題についていく。また、ⅱ）のようなことをさりげなく聞くことも考えられる。

ⅰ）　カルテから知ること——年齢・性別・家族構成・キーパーソン・癌の部位とステージ・治療の経緯・病名告知の有無・症状についての訴え、苦痛とそれを感じる部位など。

ⅱ）　本人と話すこと——現在の身体の感じ・困っていること・心の拠り所としてきたもの・楽しい思い出・家族や友人・成し遂げたこと・これからしたいこと・し残してきたこと、など。

4）　魂の痛みへの力動的心理療法

死が現実味を帯びてくるとき、人は自分の生きた意味、自分と他者や社会、自然などとの関わりを考えずにはいられないと思われる。それは、自分とそれらとの関係の再評価を試み、その過程において必然的に生じる数多くの後悔や罪責感と折り合いをつけることである。それは最終的に自分の生を肯定的に捉え評価できるようにし、死後の世界も肯定的に感得しようとする人間の自然なこころの営みかもしれない。力動的精神療法は魂の痛みに積極的に寄り添える方法である。人格の再構成というより再評価をめざし、途中起こってくる後悔や自責感に耐え、人生の肯定に向けて寄り添い支えていく。

④家族のケア

家族の１人が癌にかかると、家族はそれまでの状態とは一変する。家族が疲れて、うつ病になることも少なくない。患者さんの死後の家族の悲嘆も大きい。喪失と悲嘆について、「悲嘆の中にある遺族の心の救いは、亡くなった人の死に際の安らかさである」と指摘する家族研究がある。家族への目配りも忘れないようにしよう。

(3) 事 例
①診　断
【事例1】　Aさんは40歳の男性の実業家である。胃痛で受診し胃癌末期といわれ即入院となったが、治療法はなく苦痛な症状をコントロールしていくしかないといわれている。

　心理士が訪室すると、英語の小説を読んでいた。そして「いままでこういう本を読む時間がなかった。こういう時間があるのは悪くない」「やりかけた仕事をやる時間はあると思う」「両親より先に死ぬのはいやだが」と語った。Aさんは病院にいても仕方がないと退院し、仕事に復帰した。栄養状態に配慮しながら以前にもまして業績をあげ、半年後に再入院し、その数日後永眠した。

　突然の宣告を受けると、だれでも激しく動揺する。だが、人はそうした思いから立ち直る力があり、その後治療に取り組んでいく。突然の病名告知という危機的な状況では、その人がそれまでに生きてきた人生でのさまざまな危機克服のやり方が発動するようである。Aさんが有能な職業人として培ってきた能力は、病気に対しても発揮されていたのである。

②治療後のうつ状態
【事例2】　若く未婚のBさんは乳癌になり、いくつかの治療選択肢から温存手術を選んだ。手術の経過がよかったので、主治医から復職を勧められた。仕事は小児科医院の受付である。復職後しばらくして疲れやすく気持ちが落ち込むようになった。とくに待合室で小さい子どもがお母さんに抱かれ撫でられやさしくなだめられている声を聞くと、胸が苦しくなる。Bさんは上司のすすめで精神科を受診し、うつ状態と診断されて休職した。

　治療が終わって普通の生活に戻ったあと、アイデンティティの再構築に難航する人もいる。乳癌の初期は治療の選択肢が多いため、「最善の選択をしたのか」という迷いが治療後も残り、それが再発の不安や後悔や自責感と結びつきやすい。また、多忙な日常の中で周囲の人の気持ちは、患者さんのこころの回復が十分なされないうちに、当初の深い同情から通常の感情へと戻っていく。彼女は周囲の同情が薄れるなか、孤立感や寂しさを抱きながら、これからの生き方への不安と再発の恐怖とに直面していた。そして、そのた

めにこころの中では、恐怖におびえる小さい子どもの状態に退行し、うつ状態に陥っていた。

③再発と転移、孤独な闘病、希死念慮、魂の苦痛

【事例3】　Cさんは75歳、1人暮らしである。市の健康診断で子宮癌が見つかった。手術後しばらく認知症のような症状が出て怖い思いをした。駅に行っても切符の買い方がわからない。銀行でお金を振り込もうとしたら、そのやり方がわからない。こうした混乱は高齢者には術後に出ることがあると聞いていたが、Cさんはパニックになった。

あまりに不安と焦燥、うつ状態が強かったので、緩和ケアの外来診察も受けることになった。ある明け方、ふっと死んでもいいかと思い、ふらふらと台所に行って包丁を手にした。ふと足に何か触れるので見ると、飼い猫が身体を寄せていた。そのときは猫にエサをやることで終わったが、暗い気持ちはつづく。「私は働いて父母や弟の世話をして、看取りもしているうちに結婚の機会もなかった。私の面倒はだれがみてくれるの」と思う。いま再発しても、今度は手術は無理だと言われている。どうしようもなく腹が立ってならない。「身寄りがない私の棺桶にだれが土をかけてくれるの。献体でもすればいいの。最後まで私をこき使う気ね」と、怒りで頭がいっぱいになった。

若い読者は、70歳代後半以上の女性には未婚の人が少なくないということを知っているだろうか。日本には若い男性が戦死して女性の結婚難の時期があった。こうした女性には結婚しないまま働いて家計をにない、父母を養ってきた人が多数いる。戦後60年以上が過ぎ、彼女たちはいま高齢になり、孤独の中で先行きを怖れている。高齢者には男女とも特有の歴史的な問題があることを忘れず、人生の背景にも目を向けて共感していきたい。

症例のCさんも病弱の父母に代わって、弟を学校に行かせるため自分は進学をあきらめてバス会社の事務員になった。家族を養う彼女に縁談は持ち込まれることはなく、自分でも諦めていた。そのうち母が認知症になる。100歳まで生きた母を介護し見送り、ほっとしたときに自分が癌になったのであった。

④血の絆、大いなる命のつながりの感覚と安心

【事例4】　Dさんは62歳。結婚しなかったので、近い身内は妹夫婦とその息

子であるが、見舞い客は多かった。心理士の顔を見ると「わあ、先生来てくれたの。嬉しいわ」と大きな声を上げた。「きょうはね、ひな祭りよ」と雛あられと桃の花を心理士の手の上に載せたりもした。やがて病状が進み、寝ていることが多くなり、友人の姿は見かけられなくなった。そのうち心理士が訪室しても、眠っていることが多くなり、目を覚ましているときも、あまり喋らなくなった。やがて会っても「ああ、先生……」と力ない声を出すだけになっていたころ、珍しく元気な声で「これ、妹とその夫。これが甥。この人は甥の婚約者さん」とその場にいた4人を紹介した。

その後、病室にはこの4人のだれかがいるようになった。心理士が訪室するとDさんは「ああ、先生ね」と反応するが、そこには身内だけの濃密な時間があるようだった。まもなくDさんは、4人に看取られて息を引き取った。妹と甥の婚約者がエンゼルケアを手伝い、Dさんのお母さんの形見の着物をかけた。

彼女はそれまでのように外向的にふるまうエネルギーが失われてきて、友人に会いつづけることは耐えがたい苦痛になっていった。心理士は数カ月の間Dさんに寄り添い、さまざまな話を聴いていた。Dさんにとって心理士は世話をやかずにすみ、自分自身の話のできる数少ない人間の1人だったにちがいない。だが、彼女は体力が乏しくなるにつれ、身内の絆の中に沈んでいった。身内の絆こそ、Dさんが安心して身を委ねられる場であったと思われる。

(4) 事例から学ぶこと
①人生の肯定に向けて人は生きてきたように死んでいくということ

死を前にして人生観が変わる、といわれるが、それは変わるのでなく、それまでの人生の再構成であり、次の段階、死の受容のために人が行なう自然な精神の営みと思われる。

心理士は挫折や失意や失敗が語られた場合には、その想起に伴う苦痛な感情に共感することで支え、たじろがず、逃げず、誠実に聞くことが求められる。安易な慰めが決して役に立たないのは、それが聞くことのつらさから生じている逃げの場合が多いからである。

②血の絆の確認が魂の苦痛を救う―家族を求める心の強さ

　死を身近に感じる人は、血のつながりを強く感じ求めるように思われる。人は血脈の中から生まれ、血脈の中へと戻っていく。家族への思いは複雑で、諍いや恨みなど家族との葛藤をも想起し、それでも切れない絆を再確認し、安らぎを得るのだろう。自分を産んだ母がいたことに思いが至ると、孤独感は薄れ、1人ではないと感じられるのではないだろうか。

③1人ぼっちにさせないことの大切さ

　死の前の人の語りはモノローグであることが多く、問いかけがあっても答えられることは少ない。「なぜこんな病気になったの」と聞かれて答えられるだろうか。これは人生の不条理への怒りである。こうした問いを向けられる周囲は「そんなことを言ってもしょうがないでしょう」とたしなめることもあるだろう。しかし、その答え方は患者さんを孤独にさせる。心理士は逃げず、繰り返される同じ問いを、労わりと優しさをもって黙って聞きつづけるしかない。

④援助者には死を理解し見つめる強さが求められる

　死に向かっている人を援助する者は、その人の見つめている死を見なければならない。しかし、健康な者が患者さんと同じインパクトをもって死を深刻に考えつづけるのはむずかしい。患者さんは身体の苦痛が増してくるうちに、自分の死を強く意識しはじめるようである。患者さんの身体症状とその苦痛を理解しようとしつづけることによって、患者さんとの関係ははじめて維持されると思われる。

[参考文献]
岸本寛史『緩和のこころ―癌患者への心理的援助のために』誠信書房，2004年
窪寺俊之『スピリチュアルケア入門』三輪書店，2000年
三木浩司監修『死をみるこころ生を聴くこころ―緩和ケアにおける心理士の役割』木星社，2002年
坂井かをり『がん緩和ケア最前線』岩波新書，2007年
武田文和・石垣靖子監修『誰でもできる緩和医療（総合診療ブックス）』医学書院，1999年
柳原和子『がん患者学―長期生存をとげた患者に学ぶ』晶文社，2000年

（岡元　彩子）

4-4　リハビリテーションへの協力

1　デイケア

(1)　デイケアとは

　将来、心理士として医療現場ではたらきたいと考えている読者のなかで、デイケアではたらきたいと希望している人がどれほどいるだろうか、たいへん心細い。デイケアに来る実習生に尋ねてみても、将来、デイケアの心理士をめざしている学生は少ないという印象がある。理由として、デイケアにおける心理士の専門性がわかりにくい点があるようだ。たとえば、デイケアでは何をしたらよいのかわからない、あるいは、ただ遊んでいるだけではないのか、と疑問を呈した実習生もいた。たしかに、デイケアでは心理検査や心理療法など、いかにも心理士らしい専門性は発揮しにくい。だが、それでもデイケアにおける心理士ならではの専門性があると筆者は考えている。
　筆者は、これまでに精神科病院と精神科診療所のデイケア、ナイトケアを体験してきた。本項では、これらの体験をもとに精神科デイケアにおける心理士の専門性について述べてみたい。
　なお、デイケアでは、利用者も職員も同じグループメンバーであるという考えから、「患者」「治療者」ではなく、「メンバー」「スタッフ」と呼ぶことが多い。本節でも、メンバーとスタッフという用語を使用することにする。
　はじめに、デイケアの概要について述べる。精神科デイケアとは、精神障害をもつ人に対して、昼間の一定時間、医師の指示や監督のもとに、一定の医療チーム（作業療法士、看護師、精神保健福祉士、臨床心理技術者〔心理士〕など）によって行なわれる精神科通院医療の一形態で、精神障害をもつ人の社会生活機能の回復を目的としたものである。
　日本では、1953年に浅香山病院でデイケアグループ活動が試行され、1958

年には国立精神衛生研究所で加藤正明らにより実験的デイケアの研究が開始されるなど、先人たちによる献身的な実践が積み重ねられた。その後、医療機関におけるデイケア（6時間）は1974年に社会保険診療報酬で点数化され、1986年にナイトケア（16時以降4時間）、1994年にデイナイトケア（10時間）、2006年にショートケア（3時間）が登場し、多様性を増してきている。

　デイケアの実際は、機関によってさまざまであろうが、通常、朝と帰りにミーティングを行ない、午前と午後にプログラムを実施するところが多い。プログラムの内容は、メンバーのニーズに合わせたものが多く、たとえば、スポーツ、料理、英会話、パソコン、ビデオ観賞、絵画や音楽などの芸術活動、SST、散策、園芸など多種多様なものである。

(2)　個人心理療法とデイケアでのかかわりの違い

　ここでは、個人心理療法でのかかわりと比較して、デイケアでの心理士のかかわりの特徴について述べたい。

①「主訴」ではなく「利用目的」であること

　個人心理療法において、心理士はクライエントの主訴を問う。一方、デイケアでのふだんの活動で心理士がメンバーの主訴を問う場面は少ない。デイケアではメンバーそれぞれの利用目的がある。たとえば、生活をするための力をつける、生きがいをもつ、周囲の人たちとうまくつきあう、などがある。このように、個人心理療法の主訴とくらべて、病理的な内容は少ない。そのため、心理士が主訴をめぐって病理的な話を傾聴していく場面はほとんどない。

②時間感覚が異なること

　個人心理療法の時間は、通常、約50分、あるいは一定の時間に設定されることが多い。一方、デイケアでのかかわりはそうはいかない。デイケアであれば1日6時間、メンバーたちと一緒に時間を過ごす。そのため、個人心理療法では心理士の私的側面を伝えずにすむことが可能であるかもしれないが、デイケアではそのようなことはむずかしい。心理士の私的側面が伝わる場面が自然と生じる。

　以上のように、デイケアでのかかわりは、心理士が傾聴に徹することや、

私的側面を伝えずにすむことはむずかしく、心理士とメンバーとの交流は一方向ではなく、双方向になりやすいことがその特徴である。

③個人面接場面と集団生活場面が混在していること

さらに、デイケアでのかかわりの特徴として、個人面接場面と集団生活場面が混在していることがあげられる。この特徴ならではの利点を以下に挙げてみたい。

まず、メンバーの個人面接場面と集団生活場面の両方を連続して観察できるため、集団のダイナミクスのなかでメンバーについて理解できる点が挙げられる。次に、個人面接だけではスタッフとメンバーの二者関係に閉じてしまいがちであるが、集団生活場面でのかかわりがあることによって、そこから仲間同士の関係に発展する可能性がある。この場合、メンバー同士のピア・カウンセリングの効果が期待できる。同じ悩みを抱えているメンバー同士では、対処法を教え合うことができるだけでなく、当事者同士の共感し合える関係を築きやすい。個人心理療法とは異なるデイケアでのかかわりの利点であるといえよう。

(3) スタッフとメンバーの交流

ここで、簡単な図を用いて、デイケアにおけるスタッフとメンバーの交流についてまとめてみる（図4-3）。

まず、あたりまえの話であるが、「スタッフ」や「メンバー」とは、ある役割関係である。スタッフとメンバーはデイケアという舞台から降りれば、それぞれの地域で生活を営む「生活者A」や「生活者B」となる。そして、「生活者A」と「生活者B」は、再び、デイケアという舞台に登れば「生活者としてのスタッフA'」と「生活者としてのメンバーB'」という役割関係となる。ここでのスタッフとメンバーの関係は、同じ生活者同士であるという点で、対等な関係である。ここでいう対等な関係とは、理想をいえば、相手を尊重しつつも自分の考えを言い合えるような率直な関係のことである。

一方、メンバーは生活のしづらさなど、ある困難をもっているのでデイケアに来ている。そして、スタッフはなんらかの専門性をもっているので、デイケアで働いている。デイケアでのふだんの活動では、スタッフとメンバー

```
         生活者としての        生活者としての
          スタッフ A'         メンバー B'
              ○                 ○
             (○)  ⇐            (○)
                   ⇒
              │                 │
             専門性             困難性
                  デイケアという舞台
     ↑                                      ↑
  ┌─────┐                                ┌─────┐
  │生活者 A│                              │生活者 B│
  └─────┘                                └─────┘
```

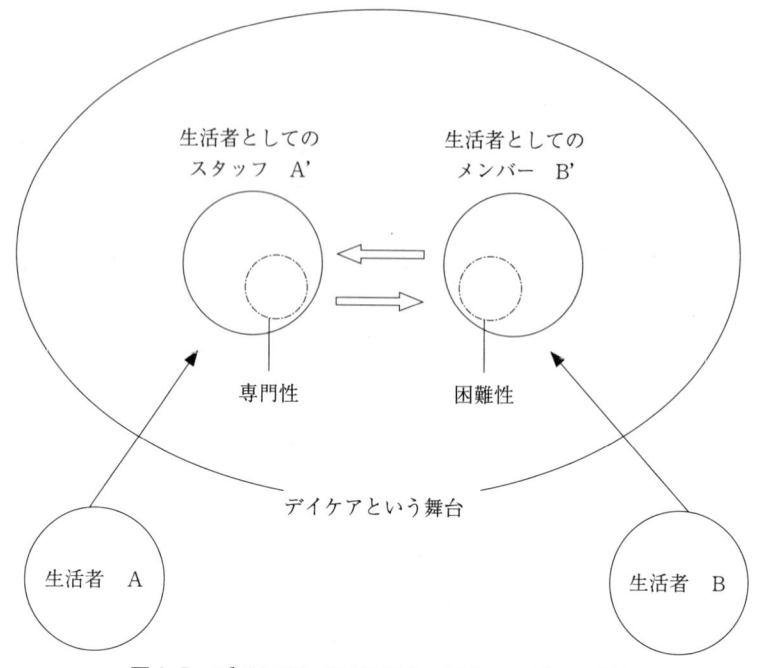

図4-3　デイケアにおけるスタッフとメンバーの交流

のそれぞれの「専門性」と「困難性」は潜在していることが多い（図4-3では、実線ではなく点線で示した）。だが、場面によって「困難をもつ人としてのメンバー」と「専門家としてのスタッフ」という役割関係が顕在化してくることがある。その点を以下に述べていく。

①「生活者としてのスタッフ」と「生活者としてのメンバー」の交流

デイケアのふだんの活動では、「生活者としてのスタッフA'」と「生活者としてのメンバーB'」の交流の時間がほとんどである。デイケアは治療の場でもあるが、基本的に生活の場である。たとえば、一緒に料理をつくったり、食事をしたり、雑談をしたりする。そのため、話題が自然と生活中心となる。そのさいに、スタッフとして心がけておくとよい点を以下に挙げる。

1）　生活者としての自分の特性・個性を大切にする

まずは、生活者としての自分の特性・個性を大切にしたい。そのため、相手にも自分にもなるべく嘘はつかず、正直でありたい。もちろん、家族や友

人のように交流することはむずかしいかもしれない。初対面の人に会うときのようなやりとりからはじまり、徐々になじんでいけばよいだろう。

また、デイケアは個人心理療法の場ではないので、自然な流れのなかで、自分の話をしてもよいことを心理士は知っておきたい。できれば、自分の人柄が伝わるような、自分の好きな趣味の話が好まれるかもしれない。スタッフが活き活きした面を出すと、メンバーはとても喜ぶ。メンバーが活き活きしているのを見ると嬉しいのと同じである。

2） 何気ない時間を大切にする

ついつい、心理士は人の悩みを聴いてしまう。メンバーの相談にのることもスタッフの大切な役割であるが、雑談も大切だということも知っておきたい。メンバーには、雑談のなかでこそ、安心して自分の感情を出せる人がいる。また、心理士はメンバーの話に意味を求めやすい。しかし、意味を追い求める必要のない時間、ただ一緒にひなたぼっこをしているかのような時間、もしも、そのような何気ない時間が訪れたら、その時間を大切にしてほしい。メンバーには、これまでそのような時間をもつことがなかったと、あとで語る人が少なくない。

② 「困難をもつ人としてのメンバー」と「専門家としてのスタッフ」の交流

ところが、上記のような何気ない時間が流れるなかで、ふと、メンバーの困難性が現われる場合がある。たとえば、あるメンバーが話をしているうちに、興奮し、過度に被害的な話をする場合などである。あるいは、メンバーが「○○のことで相談したいんですけど」と話しかけてきた場合である。このような場合、メンバーの困難性に応じて、スタッフの専門性が発揮される。そして、「困難をもつ人としてのメンバー」と「専門家としてのスタッフ」の役割関係になる。そして、メンバーの困難性が軽減されれば、それに応じてスタッフの専門性も小さくなっていき、またもとの「生活者としてのスタッフ」と「生活者としてのメンバー」に戻っていく。

なお、ここでいう専門性と困難性は表裏一体のものである。スタッフがメンバーの言動から「困難性」を感じた場合、それは、そのスタッフにとっての「困難性」である。必ずしも、その「困難性」が普遍性をもつものとはかぎらないということを知っておきたい。もちろん、メンバーがスタッフに自

らの困難を訴えた場合は別である。

　次に、心理士らしい専門性について考えてみたい。前述したように、デイケアでは心理検査や心理療法など、いかにも心理士らしい専門性は発揮しにくい。それでも、「見立て」をもつことは心理士らしい専門性であるといえよう。以下、「見立て」について2つの観点から述べる。
　1）　解決だけではなく理解しようとする姿勢
　たとえば、メンバーがなんらかの「問題行動」を起こしたとする。心理士の場合、他の医療チームのスタッフと比べ、その行為をすぐに抑えるのではなく、個人の想いが込められた行為であると理解しようとする人が多い。もちろん、緊急時には、すぐに解決することが必要である。それでも、心理士の場合、解決だけではなく理解しようとする姿勢をもつ人が多く、心理士の特徴として挙げられるだろう。そのさい、自分にとってなじみのある心理療法の理論など、ある理解の枠組みをもって話を聴いていく。そのような枠組みのなかで心理士は「見立て」をもつのである。
　2）　個人だけではなく関係性のなかで理解しようとする姿勢
　上記の姿勢ともつながるものであるが、心理士の場合、個人だけではなく、関係性のなかで理解しようとする姿勢をもつ人が多く、これも心理士の特徴として挙げられるだろう。なんらかの「問題行動」が起きた場合、その行動を個人内の生理的・心理的問題として捉えるだけではなく、トラブルを起こした双方の関係性の問題、あるいは、デイケア全体の関係性の問題として捉えるような姿勢である。そして、そのような「見立て」をもつことができるからこそ、医療チーム内の他のスタッフに自らの「見立て」を伝えることができる。また、相手や状況に合わせ、自分だけの対応がふさわしくない場合、他職種との連携もとれるのである。

　以上、「見立て」をもつことを心理士の専門性として述べてきた。そのほかにも、プログラムを任されたりするさい、グループを運営する専門性が必要である。それには、集団心理療法についての専門的知識が役に立つだろう。

(4) 風人さんとのエピソード

　これまで、デイケアにおけるスタッフの役割について「生活者としてのスタッフ」と「専門家としてのスタッフ」の2つに分けて述べてきた。けれども、デイケアの実際では、それらの境界はきわめて曖昧なものであり、明確に分けることはむずかしい。さらに、デイケアの実際では、ときとして「生活者としてのスタッフ」と「生活者」の境界すら曖昧になってしまう場面がある。

　たとえば、「生活者としてのメンバー」に対して、スタッフは「生活者としてのスタッフ」として交流することが大切であると先に述べた。ところが、メンバーは「生活者としてのスタッフ」ではなく、単なる「生活者」同士の交流を求めている場合がある。そのようなときに、スタッフは自らの専門性について改めて考えさせられるのである。

　ここでは、スタッフとしての心理士の専門性のなかでも、ふだんは潜在している上記のような専門性について、あるエピソードを紹介しながら述べてみたい（なお、エピソードはメンバーの風人さん（仮名）に収録の快諾をいただき、風人さんに確認しながらプライバシーに配慮したものであることを付記しておく）。

　私はナイトケアの時間に音楽プログラムを担当している。そこでは、メンバーと作詞・作曲をしたり、歌ったり、合奏したりしている。また、プログラム以外にも、おたがいに時間があり、個室が空いているときなどに、個人セッション（15分から30分で歌づくりが中心）を行なうことがある。私は趣味がギターを弾くことでもあり、伴奏を担当することが多い。

　このエピソードに登場する風人さんは50代の男性。昔は「番長だった」といい、その面影はいまも残っている。音楽プログラムでは、即興で歌うことが多く、なじみのメンバーの1人である。風人さんとは、1カ月に1回くらい、即興で作詞・作曲をするなど個人セッションを行なうことがあった。風人さんは、私のことを音楽プログラムでは「松本さん」と呼んでいたが、個人セッションのなかでは「まっちゃん」と呼ぶようになった。

　風人さんと歌をつくっていく過程は、私にとって驚きの連続であった。私

は仲間と作詞・作曲をした経験はなかった。ところが、風人さんと一緒にいながら、ギターの弦をつまびくと、自然とメロディが浮かんできたり、風人さんの即興の歌に合わせ、あるコード進行を鳴らすようになっていた。

　あるセッションで、風人さんは自身の「真っ白な闇の世界」について語ってくれたことがあった。そのことは、ときに「何もない」と歌われたり、「ひとりぼっち」と歌われたりした。何度も同じことが違う言葉で表現されているように私には感じられた。指し示す方向は、いつも同じ何かのようであった。

　私は、風人さんと個室で音楽をつくるようになって、当初、風人さんの口唇の動き、閉じられた目、眉間の周辺に注目していた。風人さんが息を吸い込むと、私も右手をあげ、風人さんが声を発すると同時に私も右手をおろしギターを鳴らした。いわば「見えるもの」を手がかりに音楽をつくっていた。

　その後、セッションを重ねるうちに、私のなかにあるイメージが湧いてくるようになった。それは、いつも透明な何かであった。それは、風人さんの「真っ白な闇の世界」のように感じられた。私は、いつしか、「見えないもの」に焦点を合わせるようになっていた。そんなとき、ごくたまに、おたがいの息がぴったりあうような感覚があった。声とギターは物理的には別々であったが、同じ１人によって演奏されているかのような不思議な感覚だった。

　そのころ、あるメンバーが「松本さんは風人さんを特別扱いしている」と言った。そのとき私は多少の反論をしたが、いまにして思えば、そのメンバーの言うとおりであった。私は風人さんのなかに私自身の問いを発見していたのかもしれなかった。おそらく私にも「真っ白な闇の世界」があったのだ。これは、専門的には「逆転移」と呼ばれるものであろう。けれども、「逆転移にふりまわされる」といった困惑した状況ではなかった。

　しばらくして、風人さんはこれまでにつくった歌を世に問いたいと話すようになり、そのころ、風人さんから次のような提案があった。

　「まっちゃん、ここでやるよりも、俺ん家で一緒にやらないか。家だったら時間もあるし、もっとゆっくりやれる。バンバンいい曲ができると思う」

　私は答えにつまってしまった。確かに、と思うところもあった。デイケアで個人的なセッションを定期的にもつことはむずかしい。１回のセッション

の時間は短く、中途半端に終わってしまうこともあった。風人さんの自宅でやれば、時間を気にせず歌がつくれるかもしれない。けれども、私は、デイケアのスタッフとして風人さんと出会っている。その一線を踏み越えることは、何かが違うと、一方で強く感じていた。

　私が口ごもっていると、風人さんは「俺とは古くからの友達じゃないのか」と尋ねた。私は、迷いながらも〈友達とはなんか違うような気がする〉と伝えた。風人さんは肩を落とした。

　私は、言い訳のように、次のようなことを言った。

　〈私は、音楽が好きだし、風人さんと音楽をつくるのはとても楽しい。友達とは違うような気がする、と言ったけれども、じゃあ、どうでもいい、とか、赤の他人だとか、そういうことではない。私は、プライベートで仲間と作詞や作曲をしたことがない。でも、ここで風人さんと一緒にいると、不思議とそれができる。そんなことができるのは、デイケアにいるからだと思う。デイケアでしか会えない、この緊張感というか、凝縮された時間が音楽をつくるためには必要なんじゃないかって、いまは考えてる〉と。

　「それは、まっちゃんの人生観かな？　幼児期の体験とか？」と風人さんは尋ねた。私は風人さんの質問に戸惑った。〈そうかもしれない。人生のスタイルのようなものかもしれない〉としか、そのときの私には伝えられなかった。自分の表現力の乏しさが悔しくてたまらなかった。それだけでなく、風人さんがこのような提案をするくらい、２人の距離が近くなっていることに私は無自覚であった。そのことに申し訳ないような気持ちになった。

　その後、風人さんは「音楽を卒業する」ことを決めた。そして、私と距離を置くようになった。風人さんは仲間との時間が増えたようであった。私は、これでよかったのかもしれない、と思った。

　一方、私自身にも変化があった。私は、風人さんとのやりとり以降、努めて教育分析的な場をつくるようにしていた。また、中学時代のバンド仲間と再会し、会うことが増えた。

　やがて、少しずつではあるけれども、以前のように風人さんと一緒に歌をつくるようになっていった。風人さんはこれまでにつくった歌を録音しなおしたり、まとめることをはじめた。風人さんが「自宅でやろう」と提案する

ことはなくなっていた。そのような時期、『僕と僕一人の部屋』という風人さん自身を見つめるような歌が生まれた。

　　つらい時　悩んだ時／僕はこの部屋へ入るのさー／涙が　出てきた時　出そうになった時／僕はこの部屋に入るのさー／人といて疲れた時／人といるのがイヤになった時／僕はこの部屋に入るのさー／そして　一人考えるのさー／一つずつ考えるのさー／これは　こうしようとか／あれは　あーしようとか／そして　その時の答えを出すのさー／何かあったら　すぐかけ込むのさー／僕と僕一人の部屋へ／大事な部屋なのさー

　　　　　　　　　　　　　　　　　　　　　　（僕と僕一人の部屋）

　この歌は、風人さんが歌詞を書いてきており、音楽プログラムの時間に即興で歌われた。グループのみんなはただ静かになり、メンバーの1人は「せつないですね」と感想を語った。風人さん自身はこの歌について「センチな曲をつくっちゃった、恥ずかしい」とみんなに語った。一方、私との個人セッションでは「亡くなったお袋の曲をいつかつくりたい」と語るようになった。風人さんは、亡くなったお母さんについての歌詞を少し書いている様子であったが、「これは、いまつくる曲じゃないんだ。このことがこみあげてきたときに歌うんだ」と私に語った。

(5) 「遊ぶこと」を守るために必要なデイケアの舞台

　筆者は風人さんの提案を断わり、風人さんの自宅に行くことはなかった。デイケアのスタッフとして、いわゆる「治療構造」を遵守したともいえよう。だが、それだけでは括りきれない「何か」が筆者の心のなかには残った。その「何か」について考えてみたい。

　もしも、当時の筆者が「スタッフ」の役割を越え、風人さんの自宅に行ったとしたら、音楽をつくる時間は「日常」になってしまっただろう。そうなると、大切な「何か」が失われてしまうような気がしていた。デイケアでの活動には、凝縮された時間があった。大げさな表現になるが、もしも、セッションのあとで、おたがいのどちらかが死んだとしても、なお、この時間は

ずっと残っていくような、そのような感覚が筆者にはあった。そのようなものが、大切な「何か」であると筆者は感じていた。

もちろん、このような考えは筆者のひとりよがりかもしれない。なぜなら、当時の筆者はここでいう「何か」について風人さんに説明できなかったからである。そのため、風人さんの提案を断るだけになってしまったように思う。

ところで、筆者が感じていた「何か」について考えてみたい。それは、「凝縮された時間」にかかわるものである。その時間は、別の言葉で表現すれば、いま、ここでおたがいの生命が息づきながら、その勢いがよどみなく流れているような時間であった。これは、子どもにとっての遊ぶことと同じような時間であったように思う。

十分に遊んでいる子どもは、凝縮されたかけがえのない時間を過ごしている。それは、腹の足しにはならないかもしれないけれども、人間のこころを潤すような詩的な時間である。このような時間のなかでの活動は、精神分析家のウィニコット（Winnicott, D. W., 1971）が「遊ぶこと（playing）」と名づけたものであろう。「遊ぶこと」は「抱える環境（holding environment）」のなかで可能になる。ここでいう「抱える環境」とは「治療構造」にかかわるものであろう。ウィニコットは、時間が無制限にある家庭のなかでの体験よりも、設定された職業的な時間においてのほうが「遊ぶこと」のはっきりした布置が現われやすいと述べている。

たとえば、相撲は「土俵」という枠のなかで行なわれるから「相撲」になるが、土俵がなければ単なる「どつきあい」になってしまう。このように「抱える環境」である「デイケアという舞台」の中だからこそ、メンバーとスタッフは思う存分に遊ぶことができ、ふだんはできないような活動に集中できるのである。そこから、おたがいに潜在していた自発性や創造性が発露してくる可能性が生じてくる。そして、突然、自分自身を発見することもある。これが、ウィニコットのいう「遊ぶことはそれ自体が治療である」という言葉のいわんとするところではないかと筆者は考える。そして、このような意味での「遊ぶこと」こそ、筆者が風人さんとの交流のなかで大切に守りたいと思っていた「何か」であった。

「遊ぶこと」を大切にしていくこと。そのために治療構造に気づき、守っ

ていくこと。このように治療構造についての感受性を高めることは、スタッフの専門性であると同時に、心理士にとっても大切な専門性である。もちろん、治療構造についての感受性を高めることとは、時間や場所をやみくもに遵守することではない。そのような行為は、かえって治療構造についての感受性を鈍くする。そうではなく、いま、ここで、目の前のメンバーとの関係性に気配りしながら、適切な役割を担っていくことが治療構造についての感受性を高めるということである。心理士がそのような感受性を保つことができれば、メンバーと一緒になって、おたがいの自発性や創造性を拓く舞台をつくっていくことができるだろう。本来、治療構造とは、治療という共通の目的のために出会った2人が協働でつくりあげていくものである。

(6)「自分の人生を生きる」ために必要なデイケアの舞台
　ところで、治療構造についての感受性を高めるということは、「遊ぶこと」を守るためにも必要であると同時に、メンバーとスタッフのそれぞれが「自分の人生を生きる」ためにも必要である。このことについて、筆者と風人さんの関係の変化を中心に、3つの時期に分けて考えてみたい。
　①関係が築かれ、共に「遊ぶこと」により融合感を味わう時期
　風人さんとは、音楽プログラムで知りあった。その後、個室で個人セッションを行なうようになり、共に「遊ぶこと」により、たくさんの歌がつくられていった。そして、風人さんの「真っ白な闇の世界」を共有していくなかで、一体感が生じ融合感を味わうようになった。
　ここでは、2人の関係が深まっていった契機を示したい。まず、歌がつくられる音楽空間は、箱庭療法における枠と同じように、どのような感情表出も安全に受け入れられるような構造をもっていた。いわば、おたがいのあいだで奏でられる音楽が安全な保護膜のような機能を果たしていた。そのため、どんなに関係が深まってもおたがいに侵襲性を感じることはなかった。
　さらに、音楽空間では言葉でのやりとりが少ないので、言葉にできないような情緒的なものを掬いとれる可能性をもっていた。そのため、言葉による共感よりも、音楽による共感のほうがズレの生じることが少ないように筆者には感じられた。つまり、歌をつくっているとき、風人さんは無条件に受け

入れてもらえているという感覚をもちやすくなっていたのではないだろうか。以上のことから、歌づくりにより共に「遊ぶこと」を通して、おたがいが安全なかたちで融合感を味わうようになっていったのだと考えられる。

　ここでの融合感は、他のメンバーが指摘するほどであった。ただし、この活動はまったくの2人の世界に閉じこもっていたわけではなかった。風人さんとつくった歌は、音楽プログラムのなかで歌われたりするなど、他のメンバーを排除するものではなかったからである。だからこそ、筆者と風人さんの関係について、他のメンバーがオープンに指摘してくれたのだと考えられる。

　②関係の見直しを迫られ、それぞれが孤独を引き受ける時期

　この時期になると、筆者と風人さんの融合感がほころびはじめた。風人さんは、時間と場所の枠組みを越え、「友達」になることを筆者に求めた。それは、筆者にとっては「生活者としてのスタッフ」から、1人の「生活者」になることであった。筆者は迷いを感じながらも、「遊ぶこと」を守るために筆者自身の限界を伝えた。そして、2人の関係性が言語化されていくことで、2人の関係は分節化されはじめ、それまでの融合感は減じていった。

　風人さんは、なぜ、枠組みの変更を迫るようになったのだろうか。さまざまな理由が考えられるだろうが、ここでは2人の「歌づくり」に焦点をあてながら考えてみたい。

　そもそも「歌づくり」はだれかに聴いてもらうことを前提とした他者に開かれた行為である。筆者と風人さんは融合感を味わっていたが、その活動は社会に開かれる可能性を孕んでいた。風人さんは、融合感を味わう一方で、他者に開かれない状態であった2人の活動に矛盾を感じるようになったのだと考えられる。風人さんが、作品を世に問いたいと話すようになったのは、当然の流れであった。そこで、風人さんはなんらかの変化を求め、筆者に枠組みの変更を迫るに至ったのではないかと考えられる。そして、このような風人さんの訴えが契機となり、筆者は治療構造について改めて気づくことになった。

　筆者が風人さんに伝えた限界は、デイケアの治療構造の限界であると同時に、筆者自身の限界でもあった。風人さんとの対話によって、筆者自身、こ

れ以上は融合することのできない領域があることに気づいた。それは、おたがいの孤独と出会うことであり、それを自覚することでもあった。

このような自覚が生じたのは、治療構造が境界となっていたからであろう。人には、これ以上は融合できないという一線がある。それまでの筆者は、風人さんと一緒に自由な空間のなかで歌をつくっていると思っていた。けれども、治療構造に気づいたことで「限界のない自由」というものが幻想であることを知った。そして、ある種の痛みを伴いながら、それを手放す代わりに、現実のなかで「限界のある自由」を手に入れることをおたがいが選んだのだと思う。ここでいう「ある種の痛み」とは、孤独を引き受けることに伴う、それまでの融合感・一体感を失う寂しさのことである。

風人さんにとっては、融合できない寂しさや悲しみは、筆者に対する怒りや憎しみを生んだかもしれない。このような痛みをスタッフが代わりに引き受けることはできない。だが、その痛みに共感しようとしたり、耳を傾けることはできる。具体的には、スタッフが限界を示すことによるメンバーの愚痴や非難について、スタッフは抵抗したり受け流さず、受けとめることである。そのためには、スタッフにも孤独を受けとめる覚悟が必要である。

なぜなら、このような痛みがスタッフである筆者にもあったからである。風人さんに限界を伝えるなかで、筆者は寂しさや悲しみのようなものを感じた。そして、怒りや憎しみは、風人さんに向かうというよりも、自らに向かったように思う。けれども、それは一時的なものであり、本質的なものではなかった。苦痛に耐えてまで限界を受け入れるのは、もっと大切なものを守っていくためである。

もっと大切なものとは何か。「遊ぶこと」を守ることも大切であるが、それぞれが自らの人生を引き受け、「自分の人生を生きる」ということがなによりも大切なことではないだろうか。人生には、他人によって満足させられない、満足させるべきではない、それぞれの孤独の領域がある。それぞれが孤独を引き受けることを支援すること、それぞれの個の世界を尊重することは心理療法のめざすものでもあろう。

③新たな関係が築かれる時期

その後、筆者と風人さんは、再び出会うことになった。風人さんは再び音

楽プログラムに参加するようになり、これまでの曲をまとめ直したり、新しい歌をつくりはじめた。この時期に、筆者と風人さんとの新しい関係が築かれたように思う。

　風人さんは苦痛に耐えながらも、最終的には、筆者の限界を受け入れてくれたようであった。だから、歌づくりを再開したのだと思う。その限界のなかで、筆者も風人さんと交流しつづけることができるようになった。なぜ、風人さんは、筆者の限界を受け入れてくれたのだろうか。さらに、この時期につくられた歌は、それ以前の歌に比べると質の変化が生じているように感じられたが、それはなぜか。あわせて考えてみたい。

　結論から述べると、筆者も風人さんも、共に「遊ぶこと」により融合感を味わった体験が支えとなったので、それぞれが孤独を引き受けられるようになったのだと考えられる。そのため、それぞれの孤独を引き受けつつ、つくられた歌には質の変化が生じたのではないだろうか。

　このことについて説明したい。まず、人は孤立した状態におかれると「病い」を発症するのだと考えられる。人間である以上、だれもがひとりぼっちでは生きていけないからである。デイケアに集まるメンバーのなかには、孤立した状態のまま、孤独に耐えなければならなかった過去をもつ人がいる。デイケアでは、一緒に生活し共に過ごす時間のなかで、それぞれが無理のない範囲で、一体感・融合感を取り戻すような体験をしていく。そのような時間のなかで、メンバーは孤立感を解消していくかのようにみえる。もしも、人との融合感を取り戻すような体験を得ることができれば、その体験が支えとなって、人は孤独を引き受けなおすことができるのではないだろうか。筆者と風人さんのあいだにも、そのようなことが生じたのではないかと考えられる。

　この時期、風人さんは自己探求の方向に歩みはじめたようであった。「真っ白い闇の世界」について、さらに深く追究しながら、風人さんは内面を表現するようになっていった。「僕と僕一人の部屋」という歌もその1つである。その部屋は自分だけの答えを出す「大事な部屋なのさー」と歌われた。筆者は、風人さんの個の世界、孤独を肯定的にとらえたような歌詞だと感じた。「一人の世界」が表現されてはいたが、ひとりぼっちの寂しさを嘆く、

といった内容ではなかった。「一人の世界」が、自分だけの大事な世界であることが表現されているように筆者には感じられた。

また、風人さんは「お袋の曲をつくりたい」とも話すようになった。風人さんのなかで、新たな動きがはじまっていることを予感させた。このようなことは、共に融合感を味わっていた時期にはなかったことであった。筆者と風人さんは一体感を失ったけれども、新たな関係を築くようになったのだと考えられる。

さて、以上のような限界を受け入れていくことは、社会に生きるうえでも必要なことだろう。自分の孤独を引き受けることのできる人は、他人にそれを求めない強さをもつ。つまり、自分の孤独をごまかさず、だれかのせいにすることもせず、過度に自分が引き受けることもしない。それは、自分の人生を自分が生きるということ、主体性をもつということでもある。

このような変化を支援するために、デイケアではたらく心理士はどのようなことを心がけたらよいのだろうか。まず、「遊ぶこと」を可能にする舞台を守り、それを保障すること。そのために、心理士が治療構造への感受性を高め、心理士自らがその限界を引き受けること。そして、メンバーが「自分の人生を生きる」ことを支援していくことである。

(7) リハビリテーションとしての「遊ぶこと」

さて、デイケアは「リハビリテーションの場」としても機能している。ここでは、そのようなデイケアの機能とこれまで考察してきた「遊ぶこと」との関連について述べてみたい。

リハビリテーションのなかでも、デイケアのメンバーに対する就労支援は近年ますます重要視されてきている。就労支援のためには、メンバーの主体性を回復することがまず大切である。メンバーの主体性なくして就労支援はありえない、と筆者は考える。なぜなら、スタッフ主導の支援ではメンバーの就労が長続きせず、かえって、メンバーの就労を遅らせる結果になってしまうからである。

つまり、逆説的ではあるけれども、はたらくためにも「遊ぶこと」が大切だと考えられる。なぜなら、「遊ぶこと」を通して個人は自分を発見し、主

体性を回復していくからである。「遊ぶこと」を通してメンバーは生活の充実感を味わい、納得した人生を送るようになっていく。生活の充実感や納得した人生とは、これまで述べてきた「遊ぶこと」の内実である。「遊ぶこと」を通してメンバーは、自分の人生が充実しているというのはこういうことなんだな、という実感を取り戻していく。そのようななかで自己感覚を養っていくのである。そして、それぞれが自分の人生を生きていく。デイケアでの活動は、ただ遊んでいるだけではないということをここで強調しておきたい。

　生活の充実感や人生の納得というものは人それぞれであり、そこに至る道もさまざまである。それは、スタッフもメンバーも変わらない。就労は数ある選択肢の1つとして大切なものであるが、メンバーそれぞれの人生の目的に対して、デイケアのスタッフは伴走することしかできない。スタッフは、自らの役割の限界を超えない配慮を忘れてはならない。

　これまで、デイケアの心理士の専門性について述べてきた。心理士の専門性である心理検査や心理療法は、人工的にしつらえた密室のなかで発展してきた技術である。一方、デイケアは治療の場だけでなく、生活の場でもある。そのため、デイケアは、これまでの心理士の専門性では捉えきれないような豊かなものを生み出す可能性をもつ場となりうる。

　たとえば、こころの病いとは何か？　治療とは何か？　生活とは何か？　生きる目的とは何か？　デイケアは、対人援助の仕事をめざす人間にとって、このような根源的な問いをつきつけられる場でもある。デイケアに魅力を感じてくれる仲間が増えることを切に願っている。

[参考文献]
日本デイケア学会編『精神科デイケアQ&A』中央法規出版，2005年
D.W.ウィニコット，橋本雅雄訳『遊ぶことと現実』岩崎学術出版社，1979年，70-71頁

（松本　京介）

2 SST

　精神障害をもつ人の社会復帰を支援する技法として、SST（Social Skills Training；生活技能訓練）はいまや最もポピュラーな集団療法として定着している。読者が実習などで医療現場に入ったときにも、主にデイケアなどで体験することができるのではないかと思う。
　紙数の関係もあり、あまり詳細に立ち入ることはできないので、ここでは最低限の素描にとどめよう。詳しくは章末の文献を読んでほしい。

(1) SSTで採用されるモデル

　SSTでは2つの基本的モデルが採用されている。1つは「ストレス―脆弱性―対処技能」モデルである。精神障害をもつ人は、ストレスに対する"打たれ弱さ"を負っている。これが脆弱性である。症状が再燃するかどうかは、のしかかる"ストレスの強さ"とストレスに対する打たれ弱さ（脆弱性）とのバランスで決まってくる、とするモデルである。このとき、ストレスに適切に対処できるかどうかで、ストレスの強さそのものも変わってくることは容易に理解されるであろう。この対処能力のことを「対処技能」と呼んでいる。SSTは、この対処技能の部分を開発していくわけである。
　もう1つの基本的モデルは、「受信―処理―送信」技能モデルである。外界からの刺激を過不足なく正確に受け取り、適切な理解をしたうえで自分の都合と擦り合わせ、適応的なやり方で意思表示していく一連のプロセスをモデル化したものである。精神障害をもつ人は、このいずれのステップでもつまずきを抱えていることが多い。各ステップでのつまずきを分けて捉えることで、改善の手がかりが得られる。

(2) 介入技法

　SSTでは、大きな目標と小さな目標を参加者自身に立ててもらい、それらをより細かなステップに小分けして訓練する。これを「シェーピング」と呼ぶ。次に、ロールプレイ（役割演技：参加者がそれぞれ「父親役」「上司役」等

の役をしながら行なう即興劇のこと）を活用して、自分の立てた目標と関連した模擬的な課題場面を体験し、対処する練習をしたり、他の参加者のもつ対処の仕方を見ることで観察学習（モデリング）の効果をねらう。そして、グループで体験したこと、学習したことを持ち帰り、現実場面の中で実際にやってもらう「宿題」を出す。次のセッションのさいには宿題の結果を報告してもらい、さらによくする工夫について話し合うなどし、次の宿題にしていくのである。なお、宿題などを通して適切な対処技能を身につければ、スタッフや参加者からの賞賛（「正のフィードバック」という）を返し、技能の定着をはかるようになっている。

以上の記述はSSTのなかでも「問題解決技能訓練」と呼ばれるものである。SSTでのトレーニング法としてはもうひとつ、「モジュール訓練」と呼ばれるものもある。こちらは、あらかじめ用意された学習パッケージを用いて、参加者に一定の内容を身に付けてもらうというものである。精神障害をもつ人には、比較的共通してつまずく課題（例：服薬管理、身だしなみ、交友スキルなど）があり、それらに関する対処技能を効率よく学習してもらうために用意されたものである。

モジュールには、マニュアルや参加者用のワークブック、モデリングのためのデモビデオなどが定められており、SSTに不慣れなスタッフでも一定の成果を上げられるように工夫されている。反面、費用的な負担もあることから、一般のデイケアでみなさんが目にするのは、もっぱら「問題解決技能訓練」ではないかと思う。

(3) EE研究と対人関係スキル

SSTで習得がめざされるのは、多くが対人関係スキルである。それゆえに、SSTのことを「対人技能訓練」と称して実施している機関もある。先に「ストレス―脆弱性―対処技能」モデルについて触れたが、精神障害をもつ人にとって対人関係は非常に大きなストレッサーになりやすいことを考えれば、これも当然のことであろう。とくに、最も身近な存在である家族との関係は、精神障害をもつ人の状態を大きく左右する力をもつ。

こうした認識から、家族教室という場が用意され、家族への心理教育とい

ったプログラムが組まれていることもある。その実施方法はさまざまであろうが、SSTによる適切な対人技能の習得も有効なプログラムのひとつである。

家族関係のもつ影響力の大きさという面から、対人技能がいかに大切かということを示唆してくれるものに、EE研究の成果がある。EE（Expressed Emotion）とは感情表出のことである。統合失調症との関連で伊藤（1998）は、家族による敵意や批判、過剰な心配から生じる過保護・過干渉といったネガティブな感情表出が、患者さんの再発に大きな影響を与えることを明らかにしている。

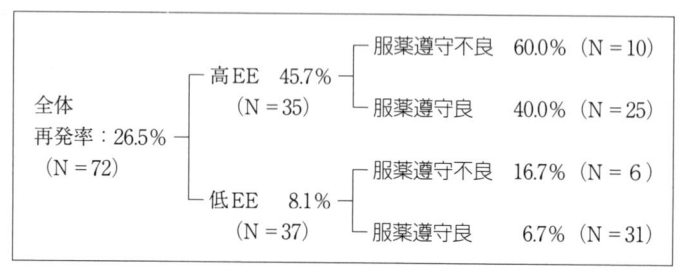

```
                      ┌─ 高EE  45.7%  ┌─ 服薬遵守不良  60.0%  (N = 10)
全体                   │    (N = 35)   └─ 服薬遵守良    40.0%  (N = 25)
再発率：26.5%  ────┤
  (N = 72)            │                ┌─ 服薬遵守不良  16.7%  (N = 6)
                      └─ 低EE  8.1%   │
                           (N = 37)   └─ 服薬遵守良     6.7%  (N = 31)
```

図4-4　EE研究の結果
（伊藤，1998）

統合失調症の治療に薬物は必須という理解が一般的であろう。その理解は正しいであろうが、一方で、図4-4はもう1つの真実も示している。高EEの家族＝「ネガティブな感情表出の程度が高い家族」の中にいる患者さんは、服薬をきちんとしていたとしても40%の再発が認められたのに対して、低EEの家族の中にいた患者さんでは、服薬がきちんと守れていなかった人たちでさえ、16.7%の再発にとどまっている。薬物療法だけでなく、リハビリテーションや家族への心理教育が有用とされるのが、ここからもわかるであろう。そうした流れの中で、SSTに寄せられている期待は大きいのである。

(4) 補　足

繰り返すが、上記はあまりに簡略化しすぎている。参考図書を必ず読んでもらいたい。幸い、SSTに関しては豊富なビデオ教材などがあり、その実際を見て学ぶことができる。読者のみなさんが所属する大学図書館などで所蔵

していないか，確認をとってみるのもいいであろう．SST普及協会（URL：http://www.jasst.net/）から資料の情報が入手できる．

［参考文献］
伊藤順一郎『分裂病とつき合う』保健同人社，1998年，157頁
R．P．リバーマン，W．J．デリシ，K．T．ムシャー，池淵恵美監訳『精神障害者の生活技能訓練ガイドブック』医学書院，1992年

（福森　高洋）

［もっと詳しく学ぶためのブックリスト］
〔インテーク〕
笠原嘉『精神科における予診・初診・初期治療』星和書店，2007年
中安信夫『精神科臨床を始める人のために―精神科臨床診断の方法』星和書店，2007年
渡辺雄三『病院における心理療法―ユング心理学の臨床』金剛出版，1991年
〔生活史の聴取〕
張賢徳監修『精神科面接マニュアル（第2版）』メディカル・サイエンス・インターナショナル，2006年
B．J．サドック＆V．J．サドック編（2003年）井上令一他訳『カプラン臨床精神医学テキスト　DSM-IV-TR診断基準の臨床への展開（第2版）』メディカル・サイエンス・インターナショナル，2004年
E．R．ウォーレス（1983年），馬場謙一監訳『力動精神医学の理論と実際』医学書院，1996年
〔心理検査〕
片口安史『新・心理診断法―ロールシャッハ・テストの解説と研究』金子書房，1987年
小山充道『必携臨床心理アセスメント』金剛出版，2008年
津川律子『精神科臨床における心理アセスメント入門』金剛出版，2009年
〔見立て〕
神田橋條治『追補　精神科診断面接のコツ』岩崎学術出版社，1995年
濱田秀伯『精神症候学（第二版）』弘文堂，2009年
原田憲一『精神症状の把握と理解』中山書店，2008年
中安信夫『体験を聴く・症候を読む・病態を解く―精神症候学の方法についての覚書』星和書店，2008年
小此木啓吾・大野裕・深津千賀子編『心の臨床家のための精神医学ハンドブック　改訂版』創元社，2004年
E．R．ウォーレス（1983年），馬場謙一監訳『力動精神医学の理論と実際』医学書

院,1996年
〔導入面接〕
馬場禮子『精神分析的心理療法の実践―クライエントに出会う前に』岩崎学術出版社,1999年
〔心理療法〕
馬場謙一『精神科臨床と精神療法』弘文堂,2000年
馬場禮子『精神分析的心理療法の実践―クライエントに出会う前に』岩崎学術出版社,1999年
土居健郎『方法としての面接―臨床家のために』医学書院,1992年
神田橋條治『精神療法面接のコツ』岩崎学術出版社,1990年
河合隼雄・山中康裕・小川捷之・河合俊雄『心理療法の実際 第5巻 境界例・重症例の心理臨床』金子書房,1998年
大塚義孝編『病院臨床心理学』誠信書房,2004年
R.C.ロバーティエロ&G.シェインウルフ(1992年),霜山徳爾監訳『ありがちな心理療法の失敗例101―もしかして,逆転移?』星和書店,1995年
〔家族面接〕
土居健郎『方法としての面接―臨床家のために』医学書院,1992年
土居健郎・小倉清『治療者としてのあり方をめぐって―土居健郎・小倉清対談集』チーム医療,1997年
笠原嘉『精神科における予診・初診・初期治療』星和書店,2007年
熊倉伸宏『面接法』新興医学出版社,2002年
〔ソーシャル・ワーク〕
神田橋條治『追補 精神科診断面接のコツ』岩崎学術出版社,1995年
村瀬嘉代子『心理療法と生活事象』金剛出版,2008年
村瀬嘉代子『新訂増補 子どもと大人の心の架け橋』金剛出版,2009年
中井久夫『中井久夫著作集 精神医学の経験 5巻 病者と社会』岩崎学術出版社,1991年
精神保健福祉士養成セミナー編集委員会編『精神保健福祉士養成セミナー』(全16巻)へるす出版,2008年
社会資源研究会『福祉制度要覧』川島書店,2008年
〔緩和ケア〕
R.ボスナック(1989年),岸本寛史訳『クリストファーの夢―生と死を見つめたHIV患者の夢分析』創元社,2003年
水口公信『最後の樹木画―ホスピスケアにおける絵画療法』三輪書店,2002年
村田忠良『愛に癒されて人は生きる―精神科医が見つめた人間の心の復元力』海竜社,2000年
E.キューブラー・ロス(1969年),鈴木晶訳『死ぬ瞬間 死とその過程について』

中央公論新社，2001年
E．キューブラー・ロス（1997年），上野圭一訳『人生は廻る輪のように』角川書店，2003年
重兼芳子『たとえ病むとも』岩波書店，1993年
〔デイケア〕
安西信雄編『地域ケア時代の精神科デイケア実践ガイド』金剛出版，2006年
浅野弘毅『精神科デイケアの実践的研究』岩崎学術出版社，1996年
日本デイケア学会編『精神科デイケアQ＆A』中央法規出版，2005年
柏木昭編『改訂　精神科デイ・ケア』岩崎学術出版社，1997年
窪田彰『精神科デイケアの始め方・進め方』金剛出版，2004年
中井久夫『精神科治療の覚書』日本評論社，1982年，『中井久夫著作集　精神医学の経験　2巻　治療』『中井久夫著作集　精神医学の経験　5巻　病者と社会』岩崎学術出版社，1985年，1991年
樽味伸「慢性期の病者の『素の時間』」樽味伸『臨床の記述と「義」―樽味伸論文集』星和書店，2006年，123-142頁
山中康裕・山田宗良（編），加藤清・神田橋條治・牧原浩（鼎談）『分裂病者と生きる』金剛出版，1993年
〔ＳＳＴ〕
東大生活技能訓練研究会『わかりやすい生活技能訓練』金剛出版，1995年
八木原律子『地域生活支援のＳＳＴ』医学書院，1997年

第5章――――

心理士の連携

　昨今は"連携"流行りである。その善し悪しはさておき、医療現場の心理士はどのような人たちと実際に連携をとるのであろうか。
　本章では、連携をとる代表的な人たちを取り上げ、それらの紹介と、実務上の智恵について述べる。なお、連携をとる相手は医療関係者だけとは限らない。さまざまな外部機関との連携も重要性を増してきている。後半では、こうした外部機関との連携についても紹介する。

5-1　他職種や仲間との連携

1　医師との連携

(1)　さまざまな連携とA-Tスプリット
　病院、クリニック、その他どのような医療現場でも医師がおり、「主治医」として治療の中心的役割を果たしている。医師との連携は、それぞれの現場や状況によりさまざまなものがあるが、いくつかの事例をとりあげ、紹介していく。なお、患者さんのプライバシー保護のため、すべての事例は架空のものであることを最初にお断りしておく。
　心理士がかかわる医療現場については第2章で述べられているが、そのなかでの医師との連携にはどのようなものが考えられるだろうか。病院とクリ

ニックとでも多少異なるが、心理検査、心理療法、またデイケアの場面で他領域のスタッフと共に機能したり、とくにクリニックでは予診（インテーク）をとる場合もあるだろう。その他、思いがけない場面での、しかし大切な医師との連携もある。これについては最後に述べる。

さて、心理士の活動のなかで軸となるのは、やはり心理療法と心理検査であろう。心理検査は、従前より心理士が専門性を発揮している領域である。診断の一助として、患者理解の一助として、心理検査が果たす役割は大きい。心理療法も、いわずもがなである。じつのところ、医療保険制度に関する問題（心理士の国家資格の問題など）のために、医療の現場で心理士が心理療法を担当していくにあたっては、現在なおさまざまな困難があることも付け加えておこう。

心理士が医師と連携して心理療法を行なうさいのスタンスとして、「A-Tスプリット」という概念を紹介する。これは、『精神医学事典』（弘文堂）によれば「精神分析的方向づけの下に行なわれる入院治療において、管理医（Administrator）と精神療法者（Therapist）を分ける治療形態、またはその治療的機能のこと」である。1人の患者さんに対し、管理医（Administrator）と心理療法担当者（Therapist）が機能を分担して治療にあたる。主治医が管理医として薬物療法などの現実的・管理的な側面を担い、心理士が心理療法担当者として患者さんの精神内界を扱うこと（心理療法）に専念する、というものである。

これにより、心理療法担当者は受け身的・中立的な態度で心理療法に専念でき、患者さんも、心理療法の場面で話すことが現実的な生活での利害に影響を及ぼさないため、自身の精神内界をありのままに見つめ、振り返り、かかわっていくことができるのである。両者がどの程度までの情報交換を行なうか、治療開始後どの時点で導入するかなどの問題点も議論されてきているが、患者さんを第1に考え、チームとして支えるのに必要な対応をとる、これが現在の医療現場で行なわれるべきことなのではないか、と筆者は考えている。

以下、実際の事例をまじえて心理士と医師との連携を紹介する。心理検査、インテークについては第4章でも取り上げているが、連携の側面から簡単に

触れることにする。

(2) 心理検査

【事例1】　20歳代、女性
　診断：神経症
　主訴：大学に行くのがつらい。

　医師より、治療方針を決める助けとして心理検査を依頼される。初診時に医師に話を聞いてもらい、それだけでかなり落ち着いてきている。健康度が高い患者さんなので、「医療」の対象とするか、あるいは学生相談室利用をすすめるか、見極めたいとのこと。

　心理検査：YG性格検査・SCT施行
　結果：YGからもSCTからも、性格の偏りや不安定さ、また病的な傾向などは認められなかった。サークル活動という現実場面での対人関係の悩みが多く述べられ、内省力の高さも推測された。

　心理士より医師に報告し（レポートのみでなく、テストから推測される患者さんの印象を、ひと言添えて直接報告するよう心がけている）、医師もそれを参考にして治療方針を固める。その結果、薬物療法は必要とは考えられず、ひとまず現時点では精神科のクリニックでの治療は必要ないのではないかという内容の話が医師からなされた。

　本事例は、医師の治療方針決定の一助となったケースである。本ケースでは心理士から患者さんへの直接の検査結果のフィードバックは行なわなかったが、原則的には短時間でも心理士が患者さんに会って直接話すよう心がけている。心理療法につなげる導入の段階として、まず心理検査を行ない、その結果をフィードバックしながら患者さんに会う、ということも行なっている。フィードバックの場面でお会いし、話を聴かせていただくことで患者さんの「構え」がゆるやかになり、心理療法への動機づけが強くなることもよくあることである。

(3) インテーク

　インテークは、心理士にとって重要な業務・役割のひとつである。患者さ

んの多いクリニック（病院）にあっては、初診時に医師が長時間診察の時間をとることはむずかしい場合がある。大学病院で医学部の実習生や研修医が予診をとることがあると思われるが、同様に心理士が多くの患者さんにお会いして、的確に把握し、まとめ、伝えられるようになることをめざしたいものである。一般には、主訴、起始経過、既往歴、教育歴、家族歴などの順に、簡潔にまとめる。

【事例2】　20歳代、女性

　診断：統合失調症

　主訴：部屋に監視カメラがしかけられている。

　起始経過：母親同伴で来院。半年ほど前からどこか様子がおかしく、そわそわと落ち着かなくなり、大学を休みがちになった。心配した母親が知人に相談し、受診となった。

　自分だけが某アイドルに気に入られてしまい、他のファンからいやがらせを受けている。自分はもともとその人のファンではなかったのに、そのせいで「たいしてかわいくもないのに」などと悪口を言われている。大学でも、自分の知らない女子学生から陰口をたたかれている。講義の間も、休み時間でも同様。

　自室には監視カメラがしかけられている、という。そのために、そわそわと落ち着かなくなり、つねに周囲を気にしている。ときどきひとりでぼんやり考えごとをしているような、何かをつぶやいているような、そんな様子もみられる。夜は寝付きが悪いとのこと。食欲は普通。

　既往歴：精神科的既往歴には特筆すべきものなし。

　喘息（−）、糖尿（−）、緑内障（−）、甲状腺疾患（−）。

　教育歴：幼稚園、小学校（公立）、中学より中高一貫の私立女子校、大学受験、現役合格（芸術系）。

　家族歴：両親、姉（3歳上）と同居。

　父方祖父は肺がんにて70歳で没、祖母健在。母方祖父母健在。遺伝負因（−）。

　病前性格：おっとりとしてマイペース。どちらかといえば引っ込み思案、内向的。

このようなケースの場合、心理士は、慎重に、誠実に、かつ妄想（であると思われる内容）をむやみに広げてしまわないように耳を傾け、的確に医師につなぐことができるようにしたい。

(4) 心理療法

最後になってしまったが、心理士が専門性を最大限に発揮できる、また発揮したい領域である。先に述べた「A-Tスプリット」を念頭に置き、実際には医師とのコンタクトをとりながら、患者さんの病状や病態、また置かれた医療現場に応じて治療を進めていくことが重要である。

【事例3】 20歳代、男性
　診断：統合失調症

　主治医の依頼により心理療法を開始する。前医でも心理士の心理療法を受けていたとのこと。いわゆる陽性症状など「決め手」となる症状は認められず、現実検討能力に問題があるか、確定診断はむずかしいところであるが、抗不安薬や睡眠導入剤と共に少量の抗精神病薬も投与されていた。ほぼ2週間に1回のペースで約1年間継続し、就職を機に、心理療法は一旦終結となった。

　その後も4週間に1回程度受診し、薬物療法継続中。

　心理療法は患者さんが希望され、またその都合が許せば施行する、ということになった。

　本例での心理士は、患者さんの精神内界に深くかかわることはあまりせず、まず現実生活を支えることを目標とした。大学への適応や対人関係の問題などについては、多少のガイダンスもまじえて対応していった。主治医は、心理療法の時間の前後に診察の時間をとり、薬物療法や身体的チェックなどを引き受けた。心理士は、ほんのひと言ふた言でも、セラピーのあった日には医師にその患者さんについての話をするよう心がけた。心理検査のレポートと同じく、カルテの上だけでなく直接印象を伝えることが大切だと考えている。そうすると医師からも大切な情報や助言を聞くことができるのである。

【事例4】 20歳代、女性
　診断：自己愛性パーソナリティ障害

気分の沈みを主訴に受診、少量の抗うつ剤や抗不安薬などの薬物療法が開始されたが、背景に人格・性格的な問題があるのではないかということで心理療法を併用することになった。

心理療法開始後、約2年経過したころに、患者さんのやむをえない転居のため終結・転医となった。

本例は、「枠」を守って決まった時間に通えるようにすることからはじめ、少しずつ患者さん自身のこころの中に向かっていくことをめざした。なかなか内省が深まらず、自分を理解してもらえないことなど、現状への不満の訴えに終始することが多かったが、心理士は耳を傾けつづけ、主治医には、(なるべくその日に) 話をするよう心がけた。主治医は薬物療法のみならず、日常生活の話から多少踏み込んで患者さんを導くような役割も担っていた。

(5) 「秘密を守ること」と「連携」

ここで重要なことは、患者さんの秘密を守ることである。患者さんは、自分が心理療法の場で語ったことが、主治医に筒抜けになっているのではないかという不安を抱くことがある。これには細心の注意を払わなくてはならない。

しかし、実際の治療をすすめるためには、主治医と心理士とが情報交換をすることが必要となる場合もある（生命の危険にかかわることはもちろんであるが、それ以外にも）。心理士が頑なになってしまうことが患者さんのためにならない場合がある。

そこで、心理士は、患者さんに「心理士は、治療に必要だと判断した場合に主治医と情報交換することがある。もちろん、患者さんが話すことを望まなければしない」と告げて主治医に情報を伝えることの同意を得ておく必要がある。これはとてもデリケートな問題で、患者さんへの伝え方も十分な配慮を要する。スーパーバイザーや先輩の心理士などによきアドヴァイスを乞うのもよいだろう。

(6) 「面接室」にこもらない

医師との連携、それはこれまで述べてきた心理療法や心理検査などにかか

わることだけではない。心理士の現場は、面接室だけではなく、クリニックであれば受付、待合室もある。そこでの患者さんや医師・スタッフとのかかわりからも多くのことを感じ、学びとることができる。病院であれば、さまざまな病棟で患者さんの日常に出会えるし、医師やコメディカルのスタッフとのコミュニケーションを楽しむのもよいだろう。

　とくに多忙を極める医師が多いのは承知のうえで、普段のコミュニケーションなどから、まずは医師との信頼関係を築いていくことに努めてみてはいかがであろうか。ぜひ、面接室から外に出たいものである。

[参考文献]
加藤正明他編『新版　精神医学事典』弘文堂，1993年
小此木啓吾他編『精神分析事典』岩崎学術出版社，2002年

（三橋　由佳）

2　看護師との連携

(1)　看護師とは

　看護師（略記としてはNs、またはNrs）は医師と並んで、もっともポピュラーな医療職である。読者のなかにも看護師を知らない者はいないであろう。本節の目的は心理士と看護師との連携について紹介することであるが、まずはこの"知っているはず"の看護師についての説明から話を始めたい。

　看護師は「保健師助産師看護師法」、通称「保助看法」を根拠法とする国家資格をもつ専門職である。国家資格には「名称独占」と「業務独占」という2種類の独占機能があり、それぞれの国家資格はこのうちの片方、または両方を法により保証されている。「名称独占」とは、その資格をもつ者以外が有資格者であることを名乗ることを禁じるものであり、「業務独占」とは、法で定められた業務や行為について、その資格をもたない者が行なうことを禁じるものである。看護師の場合は「名称独占」資格であると同時に、「業務独占」資格でもある。

　看護師が独占を保証されている業務とは、傷病者もしくは褥婦（出産を終えて間がない女性の意。通常、産後6～8週間ほどの間）に対する「療養上の世

話」または「診療の補助」である（保助看法5条）。なお、保健師、助産師が看護業務を行なうことは法により認められている。

みなさんの目には「看護婦さん」として一様に映っているかもしれないが、看護師と同様の業務を行なっている准看護師というものもある。准看護師も保助看法中に名称・業務ともに独占と規定された国家資格である（ただし、資格試験の実施主体は異なり、看護師は国家試験であるのに対して、准看護師は都道府県によって実施されている）。「准」の字からわかるように看護師のほうが上位資格であり、両者を区別する目的で、看護師を「正看（せいかん）」と呼称する場合もある。

資格についての話題は、とくにデリケートなものとなりうる。みなさんが実習などで医療現場に入るさいには、留意しておくとよいであろう。

(2) 安楽に闘病生活を送れるように支える

看護師の養成カリキュラムの中身は、身体医学に関連するものが圧倒的に多い。「療養上の世話」と「診療の補助」を業務とするために当然のことであるが、そのために医師のお手伝い的なイメージが強くなり、看護独自の専門性という点では他の専門職に比べて見えにくく感じられるかもしれない。

みなさんも「医師は病気ばかり診て、患者を見ようとしない」といった言葉を聞いたことがあるだろう。その言葉を借りて表現するなら、「病気を中心に置いて見る（診る）」のが医師であるのに対して、「病気を抱えた患者さんそのものを中心に置いて、その世話を見る（看る）」のが看護ではないかと思う。

私自身は准看護師の資格をもっているが、当時の養成課程の中では「安楽」というキーワードがよく使われていた。疾病そのものの痛みや苦しみを薬剤などで緩和するのは医師の仕事であるが、周囲の環境を整えて、患者さんができるだけ安楽に闘病生活を送れるように支えるのは看護師の受け持ちということである。

(3) 看護師の業務

入院施設をもつ病院と、それをもたない診療所とでは看護師の働き方も、

だいぶ違う。また、デイケアや訪問看護といったことも視野に入れると、一概に看護の状況を語ることはむずかしい。ここでは看護師がもっとも多く配置され、一般的な職場ともなっている病院（入院病棟での看護）の場合を想定して話を進めよう。

看護システムにもいろいろなものがあり、代表的なものとしては、それぞれの看護師が受け持ち患者さんを特定しておく「担当看護制」や、受け持ち患者さんを特定せずに看護師全員で入院患者を見ていこうとする「病棟看護制」などがある。

いずれの場合も、看護師はそれぞれの患者さんに「看護計画」を立て、それに基づいた看護実践（「看護過程」と呼ぶ）を展開し、それを記録（「看護記録」と呼ぶ）に残す。なお、そのさいに心理学関連の知識や技術が用いられる場合もある。行動療法、システムズ・アプローチ、交流分析などの研究発表や文献が散見されるので、それらは看護領域でも比較的浸透しているのであろう。もちろん、カウンセリングの基本ともいえる傾聴技法は広く知られている。

ただし、こうした看護過程に関しては、各病院でかなり色合いが異なり、一様ではない。大学付属の病院などと古い体質を残した地方の民間病院とでは、かなりの差があるというのが実情である。詳述する余裕はないが、院長の考え方や医師たちとの関係で、看護師のモチベーションが大きく左右されることに加えて、地方の民間病院などの場合は必要な人員の確保にすら困難を覚えることが多いため、人材の質という面では、各病院によってバラツキが大きくなってしまうのである。みなさんも、その場に合わせた「看護師との連携」を工夫していく必要に迫られるであろう。

さて、記録用具としては、ほとんどの病院で「カーデックス」と呼ばれる一覧性に優れたファイリング・ツールが使われている。記録のスタイルも数種類あり、伝統的な「経時記録」（逐語記録）のほか、「POS」（観察所見や評価など項目別に簡略に記録するもの）や「フォーカス・チャーティング」といった記録法がある。精神科看護では、「経時記録」を使っているところが多いと思う。興味のある方は調べてみてほしい。

病棟看護は24時間をカヴァーしなければならないので、交代勤務となる。

したがって、1日の看護業務は、朝に出勤してから「申し送り」を受け、日中の業務（主として、与薬・検温などのバイタルチェック、清掃などの環境衛生の管理、生活指導、食事や入浴などの指導や介助、医師による診療の補助、レクリエーション活動の提供等々）をこなし、次の勤務者へと引き継ぎを行なうという流れになる。

当然ながら、夜勤帯は勤務者が少なく、一方で患者さんの急変や救急対応があるなど、看護師の心理的・身体的な負担は大きい。また同じ患者さんでも日中と夜間とで違う面を見せることが少なくない。患者さんの日中の姿しか見ることの少ない心理士にとっては、その苦労は想像の外となりやすい。

(4) 看護師への評価

私は「病院の質は看護師で決まる」と思っている。たしかに、救急対応などにおいては医師の力量に拠るところが大きい。しかし、患者さんの状態が多少とも落ち着いてくると、看護師の役割が格段に大きくなってくる。そして、精神科病院での入院治療では、この時期がほとんどを占めているのである。したがって、いくらいい医師がいても、看護師の質が劣っている病院に「よい病院」はありえない。

しかし、医療現場を振り返ってみたとき、看護師をはじめとする看護職者に対する評価は、決して高いものとはいえないように思う。誤解を恐れず率直にいえば、精神科医療の歴史のなかで看護はあまりにも不当に過小評価されてきたのではなかろうか。

1952年に最初の抗精神病薬としてクロルプロマジンが使用されるようになるまで、ショック療法の類いを除けば、精神病者への治療といえば、こんにちでいう精神療法（心理療法）やレクリエーション、作業療法のような"人によるかかわり"を主体とするものしかなかった。そうしたなかで、医師以上に長く、多くの患者さんと接していた看護者の果たした治療的役割は決して小さくなかったはずである。しかし、そうした看護者の姿が伝わってくることは極端に少ない。ほとんどの場合、著名な人物は医師であり、看護者は歴史の影にいる。

一例を挙げよう。1793年、フィリップ・ピネル（Pinel, P.）がビセートル

病院において精神病患者を鎖から解放したことはあまりに有名である。しかし、このときピネルに協力し、思想的には先導的でさえあったとされる看護者ジャン-バチスト・ピュサン（Jean-Baptiste Pussin）の名はほとんど知られていない。看護者ピュサンなくして、精神病者の鎖からの解放という歴史的偉業はありえなかったとさえいわれる人物である。1887年、セーヌ県知事のプベルがビセートル病院に設置したピュサンの顕彰額には「ピネルによって彼の最も忠実な協力者と呼ばれ、パリゼによってピネルの先駆者と呼ばれた人」と刻まれているという（髙内, 2001）。

　もう1つ、傍証を挙げよう。読者のみなさんが尊敬する臨床家を思い浮かべてみてもらいたい。そのほとんどは、心理士か医師であろう。看護師は含まれているであろうか？　おそらくいないのではないかと思う。そのこと自体が、看護者への評価の低さを映しているように思えてならない。

　看護師のほうでも、そうした状況に馴らされてしまっているのであろうか、とくに医師と患者さんに対する態度に歪みが表われることが多い。私が看護職で働いていたころの先輩が話してくれたことであるが、医師に対して敬語を用い、患者さんに対してぞんざいな言葉を使う看護者も少なくない。「いま先生がいらっしゃいますから、待ってて」といった具合である。「敬語を使う相手が違うだろう！」と先輩は怒っていた。

　先に述べた「診療の補助」にしても、多くの看護師は「医師が診療しやすいように」と気遣う。しかし、件の先輩の言葉を借りれば、「本来は違う」のである。患者さんには安楽に診療を受ける権利があるのであって、看護師が補助するのは「患者さんが少しでも安楽に診療を受けられるように」であるはずだ、という。医師のための「診療の補助」ではなく、患者さんのための「診療の補助」ということである。

　中心を「医師」から「患者さん」に置き換えるだけで、看護の姿はガラリと変わる。そんな本来の看護をもっと正当に評価して欲しいと願っている看護師は多いのではないかと思う。

(5)　連携のポイント

　いわゆる連携という言葉で連想される活動を述べるならば、病棟内やデイ

ケアでのレクリエーションやSSTといった直接の協働のほか、カンファレンス時に心理士の視点から見た患者理解を伝えることや、場合によってはコンサルテーションを行なうことなどが挙げられるであろう。さらにいえば、患者さんの心理理解や介入に関しての教育的指導も、広い意味では連携のうちに入るかもしれない。

　しかし、そうした教科書的な話は置いて、より実践的には、両者の間にある関心や着目点の違いについて意識するように努めることが先である。用いる言葉でさえ、似てはいても通じないことがある。看護師は養成のあり方から、患者さんの病理的な面に関心が高い。単に精神症状だけでなく、基盤となる身体面や薬物治療への関心も高い。また、病棟運営上の必要から、管理面への関心が強い方も多い。たとえば、患者さん同士のケンカなど、トラブル対応の前面に立つからである。

　反対に、病棟勤務の看護師の多くは、患者さんの背景にある家族力動などに関しては関心が薄い。生育歴なども、一応は押さえるものの、あまり重要視されているようにはみえない。現症への対応、問題行動への対処などのほか、日常的な業務に追われているので、致し方ないのだろう。その結果、看護師が心理士に求めるものも、こうした関心を反映したものになりやすい。

　多くの場合、看護師が心理士から聞きたいことは、「どのような理由でこの患者さんはこうした問題行動をとるのか」「どのような刺激が不安定な精神状態を招くのか」「かかわるさいのポイントはどこか」といったことであろう。これらの問いに、看護師と共有しやすい言葉や話し方で答えていけるよう、普段から考えてみるとよい。

　先述したように、看護師によっては行動療法などの知識のある方もいる。ほかのことでも、看護師のなかには勉強熱心な方が少なくない。だれでもそうであろうが、自分の努力が実を結ぶのは嬉しいものである。相手となる看護師が努力し身に付けているものと、心理士であるみなさんがもつものが重なるところを見つけるのが、いちばんのコツではないかと思う。

　また、看護師は具象的な事柄を扱うことが多いので、抽象度の高い理論（精神分析など）は一部の看護師を除いて、一般的には受けが悪い。わかりやすく、具体的で、例示を伴う話がよい。「やってみせ、言って聞かせて、さ

せてみて、褒めてやらねば、人は動かじ」という言葉もある。

　一例を挙げよう。私の勤務していた病院で、ヤクザに近い生き方をしていた人が入院してきたことがあった。知的な問題もあり、病棟のルールを必ずしも守れない彼に対して、医師は細かくていねいに、なぜルールを守らなければならないかを説明していた。しかし、細かい説明はかえって彼を混乱させるのであろう、不機嫌になるだけで行動は改まらなかった。そこで、当時の心理士は、彼にもできることだけを具体的に指導することにした。そのさい、決めゼリフとして工夫したのが「スジを通せ」である。ヤクザ世界に近いところで生きてきたこの患者さんにとって、理由はともかく「スジを通す」ことは絶対の説得力があったのである。その後、その心理士はこの工夫と効果を医師や看護師に紹介してくれた。看護師にとって、この患者さんとの対応がしやすくなったのはいうまでもない。

　同様のことは、書類でのやりとりにもいえる。心理士が看護師宛に紹介などの書類を出すことは少ないが、先方が何を知りたいかに焦点を当てた話を伝えるようにしたい。時間があるときに、看護サマリーと呼ばれる書類を見せてもらうとよい。そこには看護師が重視している情報が簡略に記載されている。同時に、看護師に見落とされがちな情報は何かもわかる。情報提供の工夫に使えるであろう。

　ここまでの記述で、みなさんに「心理士は専門の視点から、看護師に何かを教えてあげるのだ」といったイメージを与えてしまっていたら、それは私の本意ではない。むしろ、看護師から学ぼうとする姿勢をこそ、大事にしてもらいたい。前述のように看護師は医療のなかで大きな仕事を果たしているにもかかわらず、その評価は決して十分なものとはいえない。いきおい、自己評価は傷つきやすいし、仕事に関する自尊感情も損なわれやすい。そのうえ、新参の心理士が何かを「教えよう」などと出てきたら、どのように感じられるであろうか。

　それに、看護師の多くは患者さんの実際の姿をよく観察しており、その理解は事実に根差した的確なものであることが稀でない。やはり、学ぶべきは私たち心理士の側ではないかと思う。そのうえで、もしも心理士の視点を受け入れてもらえるなら、看護師の見た数々の事実がもつ"意味"について、

少しばかり違った角度から見直す作業を手伝うことができると提案していけるように思う。

[参考文献]

髙内 茂「精神医学の黎明期における非医師の貢献—ジャン-バチスト・ピュサンの報告書を通して」大阪ソーシャルサービス研究紀要1号（2001年），7-19頁

髙内 茂「精神医学の黎明期における非医師の貢献(2)ジャン-バチスト・ピュサンの臨床実践」大阪ソーシャルサービス研究紀要4号（2003年），1-17頁

　上記2点とも，インターネットよりPDFファイルの閲覧・取得が可能である．

　1点目のURL：http://ci.nii.ac.jp/naid/110000039556/

　2点目のURL：http://ci.nii.ac.jp/naid/110004688286/

　URLの打ち込みがわずらわしい方は，Googleで論文タイトルを検索すれば早い

（福森　高洋）

3　精神保健福祉士との連携

(1) 精神保健福祉士とは

「精神保健福祉士」とは、精神科医療機関または精神障害者を対象とした福祉施設などで支援を展開する、福祉専門職の国家資格である。医療・福祉領域にあっては、比較的新しい国家資格である。その成立の経緯、国家資格としての特色などについては参考文献をあたってほしい。ここでは、心理士が精神保健福祉士と連携をはかるうえで知っておくべき、必要最低限の事柄について述べる。

誤解を招きやすいので、はじめに整理しておきたい。「精神保健福祉士」資格は名称独占の国家資格である。病院内での職名は「精神科ソーシャル・ワーカー」（Psychiatric Social Worker：略してPSW）としているところが多い。名称独占の国家資格ということは、この資格をもたない者が「精神保健福祉士」を名乗ってはいけないということである。

逆にいえば、この資格をもたなくても「PSW」を名乗ることは許されるし、PSWとしての業務に就くことにも法的な制約はない。したがって、現任のPSWが必ずしも精神保健福祉士とはかぎらない。現在、多くのPSWが「精神保健福祉士」資格の有資格者ではあるが、まだ資格をとらずにPSWを

つづけている人もいる。

　資格の話題は、ときにデリケートな問題をはらむので、実習などで現場に入るさいには覚えておいたほうがよいだろう。ただし、本節では便宜上、精神保健福祉士という記述でPSWとの連携を述べていくこととする。

　なお、精神科以外の医療領域で働く福祉支援の専門家に「医療ソーシャル・ワーカー」（Medical Social Worker：略してＭＳＷ）がいるが、紙数の関係もあり、ここでは割愛する。国家資格化をめぐる問題もあるので、興味のある方は参考文献を読んでほしい。

　「精神保健福祉士」資格は、医療と福祉にまたがる初めての資格であるといった特色をもつが、そうした点については「連携」というテーマと関連が薄いので、ここでは触れない。1点だけ触れておきたいのは、「医師との関係」である。精神保健福祉士は、医療ではなく福祉の専門職ということから、医師との関係は「指示」ではなく「指導」となっている。医師は医学的観点からスタッフに要請を出すが、精神保健福祉士はその要請が福祉的観点から見て妥当なものであるか否かについて、自ら責任を負って判断を下し、その要請に応えるか否かを決めなければならないのである。場合によっては、要請を断ることもありうるし、福祉的観点から、逆に医師に対して要請を行なうこともあるだろう。そうした職責を負った人たちであるということを頭において、心理士として連携を考えていかなければならない。

(2)　連携のポイント

　連携をはかるうえで、対象となる専門職に固有の価値観や方法論を知っておくことは有益である。それらについては、すでに「ソーシャル・ワーク」の節で述べたので、必要があれば再読してほしい。

　ところで、本節を書くに当たって、私自身がどのような連携の経験をもっているか、振り返ってみた。残念なことに、まとまった記述をできるような経験がないことに、今更ながらに気づく。しかもこのことは、どうやら私1人の事情ではないようである。周囲の医療従事者にも確認をしたが、少なくとも私の周りでは〝連携〟といえるほどの連携が行なわれている病院は皆無であった。先に「ソーシャル・ワーク」の節において紹介した「図4-2　旧

来の援助と新しい支援の概念」(福山，2002)においても、それと意識していたものかどうかはわからないが、図中の専門家チームの中に「心理士」は見当たらない。

　このこと自体が、実はしっかりと考えなくてはならないことであるとは思うが、本節の目的を逸脱するので深くは触れない。ただし、私自身が見聞した範囲のものを振り返ると、どうやら両者の間には深い溝があるらしいという感触がある。微妙な空気のなかで発言するのは勇気が必要だが、両者からお叱りを受けるのを覚悟して述べるなら、さまざまな関係機関と連携をとりながら具体的に支援の道を模索しているPSWから見ると、心理士のありようは閉鎖的で自己完結した、独りよがりなものに映りやすいようである。

　もっといえば、独善的で、ときに批判者臭くさえ感じるのかもしれない。いかにも「鼻について堪らぬ」といった表情で、「頭でっかちでリクツばかり」と苦々しく語ったPSWもいた。ちなみに、心理士はおたがいを「先生」と呼び合うが、PSWにはそうした風習はない。両者の"構え"の違いが、そんなところにも表われているのかもしれない。すべての心理士と精神保健福祉士がそうであるわけではないし、好ましいパートナーシップを発揮できている場合も少なくないが、少しだけ頭の片隅にとどめておいてもよいだろう。

　閑話休題。本題に戻ろう。精神保健福祉士との、私自身の乏しい連携経験の1つは、統合失調症の患者さんのリハビリテーションをめぐる意見交換と役割分担の確認である。相手の精神保健福祉士は地域活動支援センターに勤務する方で、対象患者さんをめぐって、生活状況や現状の課題、今後の見通しなどに関して、じつに的確な意見を展開してくれた。「看護師」のところでも述べたことだが、私たち心理士は、ともすれば患者さんの内的世界にばかり目を向けがちである。そこから見えるものが間違いであるとか、無価値であるとは決して思わないが、現実の生活状況や様子を把握している精神保健福祉士の言葉は、えてして心理士が見落としがちな"事実に根差した理解"に気づかせてくれる。先の精神保健福祉士の意見は、彼らがいかに的確に患者さんを見ているか、改めて私に教えてくれた。

　同時に、「ソーシャル・ワーク」の節において述べたように、精神保健福

祉士は現実的・具体的な介入手段や支援方法を豊富にもっている。フロイトが主張した「禁欲原則」（治療者が患者さんの願望や欲求を直接的に満たそうとすることへの禁止）という理由から、あるいはまた、単に現実的なノウハウをもっていないという理由から、心理士が動けないところでフットワーク軽く対応できるノウハウをもっている精神保健福祉士は、じつに心強いパートナーである。

　先の精神保健福祉士は、対象患者さんが活用できる社会資源のメニューをいくつも用意していた。デイケア、ショート・ステイ、作業所などの情報をしっかりと用意したうえで、たとえばショート・ステイのように利用に当たって申し込みの必要なサービスについては、患者さんとの付き添いも申し出てくれた。

　一方で、多くの精神保健福祉士は患者さんの心理理解、とくに隠れた欲求や願いを的確に知りたいと願っているし、心理的な支援となる対応の仕方についても知りたいと思っている。心理士としては、相互の役割分担を意識しつつ、求められている点について専門家として応えていけるようでありたい。

　先の例において、私のほうからは「利用可能な社会資源はたくさんあるけれども、じつのところ、患者さん本人はそれらを活用することに不安やためらいがある。そのことを私たちに正直に話すことにも申し訳なさを感じて、話せないでいるようだ」ということを伝えた。「使える社会資源」と「患者さんのこころの準備」をすりあわせる境界線のところでこそ、心理士と精神保健福祉士の連携は生きてくるのではないかと感じる。

［参考文献］
日本精神医学ソーシャル・ワーカー協会編『改訂　これからの精神保健福祉士ガイドブック』へるす出版，1998年

（福森　高洋）

4　受付との連携

(1)　役割分担を明確にする

　心理士の仕事の進行は受付に支えられている面が多々あり、さらに患者さ

んに関する貴重な情報をもらうことも多い。連携を円滑にすすめるために心理士の側でできる配慮について、事例を挙げながら述べていく。

【事例1】　医師1人のこじんまりしたクリニックの心理士Kは、担当患者さんが少ないために、自分のカウンセリングルームで待機するより受付のスペースで時間を過ごすようになった。受付に代わって患者さんの対応や電話の応対もする。先輩心理士が不思議に思って聞くと、「手が空いている者が手伝い合うのは当然です」と答えた。しばらく経って、以前Kが担当していた患者さんのJさんが電話をかけてきた。電話に出たKに、Jさんは「K先生なの。なんで先生が出るの」と混乱して言った。Jさんの混乱をKは理解できず、うろたえてしまった。

　小さい組織では、手の空いている人が忙しい人を手伝うことは当然行なわれるだろう。だが、心理士はその仕事の特殊性も忘れてはならない。心理治療には治療構造についてさまざまな議論があるのは、患者さんのこころを守るために特別な時間と空間を提供する必要があるからである。Jさんの混乱は、現実の普通の人と現実的な話をするつもりでいたのに、いきなり、こころのレベルの話をする相手が出てきたことから起こったものであろう。

　Kが受付を手伝おうとする"善意"は、心理士の役割分担を越えたものであった。心理士はまず患者さんの治療を最優先に考えなければならないが、それは治療構造を大切にすることから始まる。そして、自分のすることが患者さんのこころに及ぼす影響を考えることである。受付を手伝う前に、担当患者さんからの電話を直接受けることや受付で顔を合わせる場合も予測し、その影響の大きさを考えていたら、おそらく手伝うことはしなかっただろう。

(2)　**心理士独自のやり方を説明する**

【事例2】　心理士Lは精神分析的な心理治療をしている。それで患者さんには面接室でしか顔を会わせないように気を使い、患者さんを面接室に呼び入れるのは受付に依頼していた。集団療法を得意とする心理士Mは、そういうことにあまり気を使わない。自分で待合室に患者を迎えにいく。また、別の心理士はそのときどきで自分で迎えにいったり、受付に呼んでもらったりする。Lは受付に「どうして先生は自分で行かないの。迎えに行くほうが親切

じゃない？」と聞かれた。受付としてはいちいち呼び出すのは面倒ということもあったのだろう。

　Lは「新米の受付がいちばん苦労するのは、カウンセラーによって違うやり方を憶えること」と聞いていたが、ここは譲るわけにはいかなかった。そこで「待合室には私の他の患者さんが診察を待っていたり、会計を待っていたりしていることがあるでしょ。その人たちを無視して1人だけに笑顔をみせるわけにはいかないじゃない。受付には面倒かけるけど、よろしく」と答えた。受付は「そうか、先生は患者さん多いものね」と納得した。

　心理治療は心理士によってやり方の異なる点も尊重されるが、それは受付に負担をかけることでもある。独自のやり方をする場合は、受付によく説明しておく必要がある。心理士の数が多くなると、それだけ受付の負担が大きくなるので、心理士は労わりをもって対応をお願いするようにしたい。そのさい、「〇〇してください」と事柄だけを伝えるのではなく、理解されるように説明をする。人は説明を受け、理解し納得すると行なうことが容易になる。専門用語でなく普通の言葉で適切な説明をしておくことが、結局は仕事をしやすくし、連携をスムーズにする。

(3) 基本ルールをつくる

【事例3】　Zクリニックの受付3人が、深刻な顔で心理士Nに訴えた。

　「P先生が休みの日に外の喫茶店で患者と会ったんだって。そのカウンセリング料を請求して欲しいというのよ。それに、R先生は自分の都合で予約変更を直接患者さんに電話するの。患者さんが来たとき受付の予約表に名前がないことがあって困る」と。

　これがきっかけとなって、そのクリニックでのカウンセリングに関して、治療構造、面接室以外の対応、電話カウンセリングの料金、守秘義務などについての共通理解をつくることに発展した。

　医療機関でのカウンセリングは、その基本ルールがあいまいな場合が多い。周知のように現在、医療機関で働くカウンセラーの資格や学位はさまざまである。そして、さまざまな立場のカウンセラーがその人固有のやり方でカウンセリング業務をしている。

種々の方法論をもつカウンセラーが1つの職場で働くには、その職場に適した治療のために最低限の取り決めをつくり、職員全体で共有する必要がある。そして、患者さんに説明しなければならない。患者さんに対してルールが説明されていないと、カウンセリングへの誤解や過度の期待から、自分の都合の好い日や場で会って欲しい、電話カウンセリングをして欲しい、甘い助言だけをして、と"おねだり"することも起こってくる。
　そうした軋みの第1波を受けるのは受付である。この事例では、治療構造をよく知るカウンセラーが何人かいたことから、そのクリニックでのカウンセリングのやり方について、受付の希望や苦情を考慮した整理が行なわれ、以下のような基本的な合意ができた。
　①治療構造について
　1：時間（開始時刻と終了時刻）、場所、料金、面接頻度、予約変更や電話カウンセリングを受け入れるかどうかについて、カウンセラーが担当患者さんに説明する。
　2：面接はカウンセリングルームのみとする。
　②予　約
　1：カウンセラーは必ず予約票に記入し、患者さんに渡す。患者さんとの予約時刻については、必ず各カウンセラーのスケジュール表に記入しておく。
〔注：予約時刻の間違いトラブルが多い。患者・受付・カウンセラーの三者が予約について了解しておくことは非常に大切である〕
　2：患者さんとカウンセラーの電話連絡は、必ず受付を通して行なう。
　③患者さん家族・職場の人からの問い合わせ
　1：患者さんの家族、職場から患者さんについて電話で問い合わせがあった場合、患者さん本人の承諾がなければ話せない、と伝えること。
〔注：本人の承諾を得ずに対応すると、本人との信頼関係が損なわれてしまう。また、患者さんの家族や職場の上司からの電話での問い合わせは、家族かどうかの確認ができないので電話では一切応じない。家族が突然「きょうは本人の診察がない日なので」と本人に内緒で来られることもあるが、この場合、心理士は会わず、医師に会うように手配する〕
　2：家族に内緒で通院している患者さんについては、カウンセラーの急な

休みの場合など、自宅以外に本人に連絡できる先を聞いておくこと。
〔注：家族に内緒で通院している患者さんは少なくない。夫の両親と同居していた患者さんが当院からの葉書を姑に読まれて、通院できなくなったという例がある〕

④治療者の交代

治療者の交代をする場合は、カウンセラー同士でやりとりせず、必ず医師に相談し、診察を通して次のカウンセラーを決めること

〔注：医療機関では患者さんに対する最終責任者は主治医で、カウンセリングは医師の依頼で始まるものである。主治医との連携のもとに心理治療が進むことを忘れてはならない〕

(4) 連携のポイント

受付と心理士との連携の要はコミュニケーションと役割分担にあると思われる。

面接室が治療の内枠とすれば、受付はその外枠を構成している。したがって、心理士には面接室を包む外枠としての受付に望むことを明確にし、外枠が機能しやすいよう配慮をする必要があり、これがひいては心理療法の質を向上させ、患者さんのためになる。

（岡元　彩子）

5　仲間である心理士との連携

(1) 新人心理士の失敗から学ぶ5つのこと

職場での同職種仲間は、なにかと心強い存在であるのはいうまでもない。なによりも学び合うことができる。また、心理治療のように密室性の高い仕事に従事していると、その働き方に対して他職種の人に違和感をもたれる場合がある。しかし、それが心理士としての共通の仕事の姿勢であると理解されるなら、他職種の人にも受け入れやすくなるだろう。ここでは初心者の犯しやすいミスの例をあげながら、仲間との連携を考えてみよう。

①治療者の交代を求められたとき

【事例1】 心理士Aは心理士になってまもない20歳代の女性である。ミニスカートをはいていると学部学生のように見える。Aは面接3回目で患者さんに「心理士を代わって欲しい」と求められたため、心理士Bに交代することになった。引き継ぎのためにBがAに交代理由を聞くと「若くてきれいな女性なので話しにくいそうです」という。Bは内心「それだけ？」と思ったが、それ以上は聞かず診断面接のやり直しから始めた。

患者さんから治療者交代の要求が出たときには、その気持ちについて治療的な話し合いをしなければならない。「嫌われた」とショックを受け、簡単に要求を受け入れると、患者さんには見捨てられ感や罪悪感が出ることがある。治療者を代えたいという思いには患者さんの内的な葛藤や志向がこめられているはずであり、それを扱うことがまたとない経験になる。患者さんの気持ちをていねいに聞くと治療の継続になることが多く、またそうして踏みとどまることが心理士としての成長につながる。

引き継ぎの基本的な手順は、ⅰ）事例の内容を簡潔にまとめ、ⅱ）自分の所見をつけ、ⅲ）交代理由を添える、である。

心理療法の世界は性別・年齢・外見を超えて対象関係を成り立たせる「転移」の世界である。とはいえ、若い心理士が外見から頼りないと思われても仕方ないが、若いだけで患者さんに信頼されないということはなく、年配者だから無条件で信頼されるというほど甘くはない。患者さんを力動的に理解すると、落ち着いて向き合っていられるようになる。そうした落ち着きが「若いが頼れそう」となり、「若いから話しやすい、気軽」ともなりうるだろう。

②先輩から学ぶために

【事例2】 心理士Cが担当患者Sさんのカルテをもっていると、新人の心理士Dが「Sちゃんって、甘えん坊で怒りっぽいですね」という。Cがびっくりして「なぜ知っているの」と聞くと、Dは「カルテを読みましたから」とにっこり。Cはいっそう驚いて、「読んだって？」と不審をあらわにして聞いた。Dは「勉強になるので、時間が空いているときはなるべく先生方のカルテを読むようにしています」と胸を張った。Cは内心「まったく困った子

ちゃんね」と苦笑した。

　同職場の心理士からは、なにより生きた学びができる。先輩の仕事について知ること、自分とは技法が異なる仲間から現場で学ぶことは得がたい経験となるだろう。しかも、心理士の仕事はある意味職人芸のような面があり、先輩の書いた生のカルテを読むのは、たしかに非常に効果的な学習になるだろう。カルテは職員ならいつでも手の届くところにあるだろうが、それに勝手に手を伸ばすことは許されないことである。勉強のために読むのは、自分のためであって患者さんの治療のためではない。読みたかったら、担当の医師と心理士に理由を言って承諾を得るようにしよう。まして、得た患者さん情報を雑談で口にするなど論外である。

　ところで、心理士は新人でも一人前の「先生」と呼ばれるようになる。心理士の間では先輩・後輩はあっても上下関係はなく、またそれぞれ理論的土台が異なることや、各自にスーパーバイザーがいたりすることもあり、心理士の仲間関係には遠慮しあう面が強い。したがって、先輩は聞かれないのに教えることはあまりなく、事例のように疑問が示されるくらいだろう。おたがいに、相手の納得できない様子には敏感でありたい。DがCの驚きや不審な表情に「いけませんでしたか」などと聞いてみれば、Cはそれを説明しただろう。

　③仲間の個人情報の扱い

【事例3】　心理士Fが退職したので、心理士Gが患者さんを引き継いだ。Gは自分の個人情報はいっさい開示しない方針でいたのだが、引き継いだ患者さんはGの個人的なことをよく知っていた。前任のFが「今度の先生はこういう人」と"親切"にも教えたのだった。Gは患者さんが「先生、流行のバツイチですって？」などと言うたびに、そうした体験をしている人についての患者さんの気持ちをきくようにした。Gの態度は患者さんを戸惑わせ、ついには「私ばっかり話させて、先生ずるい」とまで言い出すようになった。患者さんが心理士Gの個人的なことに触れなくなるまで半年以上かかった。

　一般に、患者さんが治療者の個人的なことを知りたがることは多い。それは転移の現われであることもあり、自分のことを語らないための防衛・抵抗であることもある。心理療法に共感は重要だが、それは同じ経験をしている

ことからもたらされるような日常的なレベルのものではない。心理士が患者さんの心的内容を映し出す鏡でいるためには、なるべく心理士が無色でいるほうが望ましく、したがって心理士の個人情報は邪魔なものなのである。

　前任Fは、自己開示を積極的にする人で、自分の子育て体験をもとに母親面接を行なったりしており、心理療法というよりむしろコンサルテーションに近いことをやっていた人であった。Fには辞めることで患者さんを見捨てる罪悪感があったのかもしれない。その贖罪として、次の心理士についての情報を患者さんにプレゼントするのは、自分のこころの平安のためにはなるだろうが、患者さんのためにも、次の治療者のためにもならないことである。

　④親子面接―同時並行治療の連携

【事例4】　心理士Hの担当するUさんは、3人の子どもの母親である。子どものわがままに振り回され、たまりかねて暴力をふるう。子どもは神経症的な症状を示していたので、Hは子どもも治療に誘った。

　長女の治療中、子どもの担当者はHに状態を時折り知らせてきていたので、Hは長女の治療の終結にさいして不安がる母親に対応できた。2番目の長男の治療は不定期で結局、中断になった。Hは子ども担当の心理士と連絡しあうことは少なかったが、大枠で理解していたので母親への対応ができた。3番目の次男は最も問題が大きかったため、Hは児童精神科を紹介したが、結局、Hの働くクリニックで次男の治療をすることになり、Hは新任の心理士Iにつないだ。しばらくして、Uが「あの子がいやだというので、もうカウンセリングに行っていません」という。Hは、心理士Iからの連絡がないので、中断になっているとは思いもよらなかった。Hは母親の気持ちの支持に戸惑った。

　心理士同士がよく連携しあうのは、このような親子面接の場合であろう。それぞれの治療の内容を詳細に伝え合うことは、むろんありえないにしても、中断や長い休みなどの治療構造の変化、終結は必ず伝え合わなければならない。さらに、たがいの治療に必要な事柄や、事実確認、治療状況を伝え、治療上の疑問を問いかけてみることもある。そうした場合には、患者さんに巻き込まれ、それぞれの患者さんの代理戦争をはじめないよう注意したい。

　子担当の心理士Iが中断を連絡しなかったのは、ただ常識がなかっただけ

かもしれないが、心理療法家にも普通の大人の常識、いわゆる"ほうれんそう"、報告・連絡・相談は大切である。新任のIには、先輩のHに電話するのに気後れがあったかもしれないが、この気後れは自己愛的である。多忙なHの時間をとるのを遠慮したのなら、伝言メモという方法もあった。中断のショックで動揺していたとしたら、先輩の助言に救われたに違いない。

⑤職場での働き方の工夫を話し合う

【事例5】　Xクリニックの心理士たちは、保険診療のもとで、すなわち、時間・料金の枠が著しくゆるいところでの心理療法の可能性を手探りしていた。そこで、仲間うちのカンファレンスで「このクリニックで心理療法を行なうための構造」について話し合い、それぞれの体験を語り合って大枠の構造をつくった。

このクリニックに、こうした悩みを心理士たちが自由に話し合えるカンファレンスがあったことは幸いであった。カンファレンスが行なわれていない職場でも、随時、疑問があれば先輩や仲間と率直に話し合ってみることを勧めたい。

(2)　連携のポイント

仲間とよい連携をとるようにするには、一般的な常識にのっとった礼儀をもって行動することから始まる。そして、こだわりなく話し合える関係をつくり、日々の疑問をぶつけあっていくことが大切である。

［参考文献］
氏原寛・亀口憲治・成田善弘・東山紘久・山中康裕共編『心理臨床大事典　改訂版』培風館，2004年

(岡元　彩子)

6　ケースカンファレンス

(1)　ケースカンファレンスとは

医療機関の内で行なわれるケースカンファレンス（事例検討会）は、その機関で治療を受けている患者さんの事例を治療担当者が発表し、それを出席

している治療スタッフ全員で検討し、治療に役立てようとするものである。この場では他職種の人の仕事内容を知ることができるほかに、先輩心理士のケースを聞き、自分のケースについても意見を聞けるよい研修機会でもある。また、ここから、事例の検討にとどまらず、組織の中の改善がはかられることもある。

　本節では、あるクリニックのケースカンファレンスについて報告し、職場内ケースカンファレンスの意義と課題を考える。

(2) ケースカンファレンスの実例

精神科クリニック内における一例を紹介したい。

①概　要

場　所：クリニック内診察室

参加者：医師1名、心理カウンセラー7名（うち臨床心理士5名）、事務1名

頻　度：月1回、昼休み1時間

方　法：持ち回りの担当者が、事例を発表し、全員で議論

②カンファレンスの効果

1）医師の発表事例から得られたもの

　医師が患者さんをどう見ているか、その診断や処方についての考え方を知ることの意義は大きい。医師は事例に即して、どのような診断のもと、どのような効果をもつ薬を用いたか説明したが、これは心理士が患者さんの症状を理解し服薬指導するのに役立った。患者さんの抱く薬に対する抵抗感や不安、副作用の不快感に共感しながら、薬の主効果と副作用が与える影響やその対処の仕方を患者さんに説明でき、服薬の大切さを伝えることができたからである。

　さらに、カルテに記載された処方から、医師がこの患者さんをどう見ているか、また医師に対してこの患者さんがどのような症状を訴えているかを、大まかながら推測できるようになった。これは医師と直接話し合いができないことが多々ある多忙な現場では、たいへん有効であった。

2）心理士の発表事例から得られたもの

7人の心理士の治療の技法は、精神分析的、分析心理学的、認知行動療法的、統合的など、さまざまであった。したがって事例の検討では、異なる立場からの解釈や治療方向性が示され、複眼的な議論が可能となった。さらに、さまざまな事例を検討するうちに、どの心理士も治療構造の問題を抱えていることが浮上してきた。心理療法には治療構造の決定と維持がきわめて重要であるが、保険診療をしているクリニックでは、その取り決めも維持もむずかしいのが現状で、構造の3大原則、場所・時間・料金のうち、維持できるのは場所くらいかもしれない。

　時間についていえば、医師の診察の順番によって約束の時間がずれることはよくある。

　料金は、保険診療では診療実績に応じて支払われるので、当日キャンセルしてもキャンセル料は発生しない。したがって、予約当日に電話でのキャンセルを繰り返しても無料である。キャンセルして同時に次週の予約をとることを毎週繰り返す患者さんもいた。極端な例では、キャンセルの電話に心理士を呼び出して5分程度話し、次回を予約する、またキャンセルの電話に心理士を呼び、予約と相談を繰り返して、料金を払わないままの患者さんも報告された。

　治療構造の維持の大切さを患者さんに認識してもらうことは、簡単なようでじつはなかなかむずかしかった。そこで、それぞれの立場での治療構造についての見解と当クリニックではどのような構造が現実的であるか、医師を交えて議論することとなった。

　また、事例発表に現われる心理士の個性は、治療者交代のさいの次の治療者を選ぶことや、引き継ぎ内容の的をしぼる場合に大いに役に立ち、治療連携に有益でもあった。

　3）　受付兼事務職の発表事例から得られたもの

　受付からの発表事例では、患者さんの受付や待合室での態度が報告された。患者さんは診察室やカウンセリングルームで見せる顔と、受付や待合室での顔が異なることがある。たとえば、患者のQさんは医師や心理士にはたいへん礼儀正しく従順で、言葉も敬語を崩さない人であったが、受付ではクレーマーだった。ときには、ささいなミスに対して長々しく説教して受付業務に

支障が出るほどであったという。

　中年女性の患者Tさんは待合室で他の患者さんにしきりに話しかける。赤ちゃんを抱いた摂食障害の女性に、「もっと食べないとよいおっぱいが出ないわよ」と説教して彼女を泣かせたというが、Tさん担当の心理士も、泣いた女性の担当心理士も、当人からこのことを聞いていなかった。

　抑うつ状態と思われていたKさんは、「病院は汚い場所だから」と土足で上がってくるが、診察室とカウンセリングルームに入るさいは、ドアの近くで靴を脱ぎ、靴下になる。担当心理士は本人から「スリッパが足りなかった」と説明されていたので、この態度を治療的に扱っていなかった。

　受付が報告したこれらの事例は、医師と心理士が患者理解するうえで非常に重要な情報となった。患者さんは多少とも医師や心理士の前では"いい人"になろうとしているようである。受付を見下すような態度をとる人、過度の横柄さ・支配的態度を見せる人には、なんらかの反動形成（自我によって受け入れがたい衝動や観念を抑圧し、その意識化を防ぐために反対方向の態度を過度にとること）的なものや投影などがはたらいているのかもしれない。待合室や受付での様子は、面接で話題にすることはないにしても患者さんを理解するのに役立つものであった。

　次いで、受付が報告したインターネットの影響を示す事例は、多くの問題を提起した。通常、心理士は基本的に傾聴を旨としているので、患者さんの口から出ない事柄を知ることは少ない。インターネット上に載せられた病気、治療、医療費についての情報が現実の治療にどのような影響を与えているかは、患者さんが語らないかぎりわからないのである。その及ぼす影響の第1波は受付に届くが、そこで対処されると心理士まで届いてこなくなる。

　受付の発表事例には、ブログで自分の治療について公開している患者さんについての報告があった。その記事は必ずしも正確な情報を伝えているとは思われないうえ、誹謗中傷もあった。患者のXさんは毎回医師の診察の感想、処方された薬、その飲み心地を日記に書き、公開していた。それを読んだ別の患者のYさんが混乱して飛び込んできて「私と症状は全然違うのに同じ薬が出ている」「カウンセラーの先生の悪口を言っている。私はそんなひどい先生にかかっていたのか」と受付に食ってかかったという。Xさんの記事に

ついて、担当心理士はまったく知らなかった。

　従来は待合室での患者さん同士の打ち明け話で終わっていたものが（それでも患者間の口コミの威力は決して小さくない）、いまではインターネットを通じてどこまでも拡散していく。医師も心理士も特定の個人に対して特有の対応をしているのに、それが一般化され、あたかも標準治療のように語られてしまうことがあるらしい。しかも書き手の私見や偏見が加わって、治療やカウンセリングに対する不満や、医師・カウンセラーへの批判が書かれているとしたら、たいへん恐ろしいことである。

　心理士としては、患者さんを信頼して誠実に治療にあたるしかなく、恐れて萎縮するわけにはいかないが、治療室の外の現実的環境で時代や社会情勢とリンクした動きがあることを知っておくことは必要であろう。

　4）　全員の雑談から生まれたセキュリティ対策の必要

　カンファレンスの前後に居合わせたメンバーが交わす雑談も意味が大きい。そのときどきの看過できないトピックスが話し合われ、この雑談から得られた情報が、その後の仕事に大きくかかわってきたことも少なくなかった。とくにセキュリティ対策はクリニック全体で考える問題に発展し、さまざまな対策や協力・支援の申し合わせが生まれていった。

(3)　職場内のカンファレンスの意義と問題点

①カンファレンスの意義

　ここで紹介したカンファレンスは、当初、文字通り事例を扱っていた。それが必要に応じて、幅広いテーマでの勉強会、さらに情報交換会の面も併せ持つようになった。

　それぞれの立場からの発表により、他の職種・部署の人の仕事に対して知識と理解が得られたことの意味も大きい。自分の業務はどのように支えられているかなどの認識が得られ、おたがいに動きやすくなり、自然に助け合いが生じていった。

②問題点

　ここで挙げたケースカンファレンスの例は、上の①で挙げた意義はあったにしても、大きな疑問を提起している。

その1つは、さまざまな立場からの見解や情報が、事例の理解に役立つのは確かにしても、純粋に患者さんの心理的側面、内的葛藤を考えようとするには、むしろ不要な雑音になってしまいかねないことである。ケースカンファレンスは、その目標を明確にして、その目標にそった運営が必要である。心理士のケースカンファレンスの本来の目的とは、事例の内的葛藤に焦点を当てて議論し理解しようとすることである。情報交換会や勉強会、診療体制を考える場にならないよう注意し、もしそれらが必要であれば、別の機会を設けるなどの工夫と配慮をしなければならないだろう。

（岡元　彩子）

5-2　外部機関との連携

1　教育臨床

(1) 教育相談とは

　教育相談とは、学校生活に生じる主としてこころの問題についての相談である。その字面から「勉強」についての相談、たとえば効率的な単語の覚え方、家庭での予習・復習の方法などについての相談と早合点してはならない。学童期以降の子どもたちの1日の大半は学校生活によって占められる。そのため、子どものこころの問題は学校を舞台として生じることが多い。具体的には、不登校、いじめ、盗癖、吃音、チック、場面緘黙などの問題である。

　学校の本質は、学びの場である。その学びの質は、土台としての心理状態に左右される。そのため、学校現場においても、こころの問題に取り組むことが大切なのである。そのような取り組みが、教育行政上において教育相談として位置づけられている。もちろん、「勉強」と直接的に関連した発達の問題、たとえば自閉症（広汎性発達障害）、LD（学習障害）、ADHD（注意欠陥多動性障害）なども相談対象である。

　現在、教育相談は、児童の心理臨床の大きなフィールドとなっている。また、このような相談対象は、児童精神科医療の治療対象と重なりあっている。そのため、教育相談と精神科医療との協力・連携が大切な意義をもつのである。本節においては、心理士の教育相談活動の要点を簡潔に紹介する。とくに、スクールカウンセリングと教育相談センターの心理臨床に重点を置いて述べる。そのさい、精神科医療における児童臨床との差異を明らかにしたい。そして、教育現場と医療現場との連携のさいの留意点についても検討してみよう。

(2) スクールカウンセリング

　こんにち、すべての公立中学校にスクールカウンセラーが配置されている。そして、スクールカウンセラーの配置は小学校や高校にも広がりつつある。スクールカウンセリングは学校内の教育相談の重要な柱となっている。カウンセリングは、通常、日陰の仕事である。以前は、日常生活の中で心理士と遭遇することは稀な出来事であった。ところが、スクールカウンセリング制度の成立によって、学校生活という日常に心理士が顔を出すようになった。カウンセリングを利用するという文化が日本に生まれつつある。

　スクールカウンセラーの仕事は、養護教諭の仕事と似た性質をもっている。本格的な手術が必要なときは、保健室ではなく、手術室を備えた病院を利用すべきである。同じように、本格的なカウンセリングが必要なときは、スクールカウンセラー室でなく、設備の整った教育相談センターを利用したほうがよいだろう。

　それでは、「スクールカウンセラーは普通のカウンセラーよりも一段下であり、半人前のカウンセラーなのか？」と問われたならば、そうではない、スクールカウンセラーにはスクールカウンセラーならではの独自性がある。スクールカウンセラーとしての力量は、子どもとの1対1のカウンセリングよりも、むしろ「教師をサポートできるか、否か」という点に表われやすい。重い病気のカウンセリングの上手な者が、スクールカウンセラーとして相応しい力量を備えているとはかぎらない。精神科病院の中で重篤な精神病水準にある患者さんとかかわり、その世界を分かち合えるからといって、必ずしも教師の苦労を分かち合えるとはかぎらないのである。専門家とは、自分の職業的立場の限界を自覚している者である。自分の役回りを自覚して仕事ができれば、その仕事の醍醐味もわかるようになる。

　スクールカウンセラーの多くは臨床心理士である。スクールカウンセリングは、教育と臨床心理学の異文化交流の場でもある。そして、この異文化交流こそ、スクールカウンセラーの独自性と醍醐味でもある。スクールカウンセラーと教師との連携の大切さは、しばしば強調されてきた。それは、そこにスクールカウンセリングの要があるからである。教師とスクールカウンセラーは学校生活という場を共有している。そのため、教師とスクールカウン

セラーが連携しようとしたとき、両者が同じようなことをする羽目に陥りがちである。たとえば、教師が「プチ・カウンセラー」のようになったり、逆に、スクールカウンセラーが「教師の助手」のようになったりする。このような事態は、「連携」というよりも「融合」である。真の「連携」とは、おたがいが別物だと認識し、たがいの専門性を尊重しあったうえにこそ成立する。しかし、たがいの認識と尊重が成熟していく過程には苦しみがともなう。そして、その苦しみを担う信頼関係が発展する必要があるだろう。

　精神科医療は、カウンセリングと同様に日陰の仕事である。その門を叩くことは、まだまだ敷居が高く、利用しにくい実情がある。また、カウンセリングというこころの仕事は、骨の折れる作業である。自分自身に向き合うということは、かなりのエネルギーと覚悟を必要とする。そのため、病院や教育相談センターなどの学校外の専門機関までつながらない需要がたくさんある。スクールカウンセラーには、この眠っている需要を耕すという仕事がある。

　たとえば、「カウンセリングルームの開放」も耕すための方法である。スクールカウンセラーは、オーソドクスな予約制の相談面接もする。そのほかに、「カウンセリングルームの開放」を組み合わせる方法が、かなり一般的に行なわれている。カウンセリングルームの開放時間は、一般の子どもが自由にカウンセリングルームに出入りすることができる。グループで来室し、ゲームをしたり、雑談をしたりするかたちで利用されることが多い。開放時間は、昼休みとか、長めの休み時間に設定してある。

　開放時間にスクールカンセラー室に集まってくる子どもの多くは、輪郭のはっきりとした問題を呈していない。そのため、教師や保護者からは「カウンセリングが必要な子」と分類されないだろう。また、このような利用形態をとる子どもたちは、悩みを直接的にスクールカウンセラーに訴えるわけでもないだろう。その子ども自身のなかで、「悩み」というかたちにまとまっていないからである。しかし、潜在的なニーズをもった子どもが学校の中にはたくさんいる。たとえば、不登校予備軍のような子どもたちである。「カウンセリングルームの開放」の目的は、このような子どもたちを、狭い意味でのカウンセリング以外のかたちでサポートする点にある。これは、「耕す

仕事」であると同時に、予防的な仕事でもある。つまり、より大きな破綻が生じる前に防ぐことを目的としている。したがって、スクールカウンセラーの援助対象は、「カウンセリングが必要な子」だけでなく、学校の中のすべての子どもたちである。

　このような耕す仕事で掘り起こされた需要は、スクールカウンセラー個人ですべてを引き受ける必要はない。外部の専門機関と学校現場を「橋渡しする仕事」も、スクールカウンセラーの大切な仕事である。したがって、教育現場へのカウンセリング文化の浸透は、児童精神科医療にとっても好都合な出来事である。

(3) 教育相談センターの心理臨床

　地方自治体の教育委員会は、「教育相談センター」あるいは「教育相談所」という名称で教育相談専門機関を設置している。その設置形態は、自治体の規模によってさまざまである。「教育センター」あるいは「教育研究所」の中に「教育相談室」というかたちで設置されていることもある。「教育センター」とは、教育委員会の一般的な行政機能（教員人事、教育設備などの管理・運営）を担う機関である。「教育研究所」とは、教師の教育技能向上を目的とした機関である。具体的には、新しい教材・教授方法の開発・紹介したり、教師のための研修会を組織・運営したりして学校現場をサポートする。そのなかで、教育相談分野は国語・算数・理科・社会などの教科教育と同格の一分野にすぎない。

　子どもの心理的問題への社会的関心が増大し、それに伴って教育相談へのニーズは高まっている。そのため、教育相談分野だけが独立した組織となることがある。この独立した専門機関が「教育相談センター」なのである。それは学校外の教育相談の拠点機能を担っている。

　「教育相談センター」には心理士が配置され、プレイセラピー（遊戯療法）が盛んに実施されている。そこは児童臨床の大きなフィールドを形成している。子どもの患者さんは言葉で訴える力が乏しい。そのため、精神科一般外来での短時間（3分程度）の診察と投薬では対処しにくい。ところが、子どもは遊びを通して生き生きと自分の世界を表現できる。そのため、遊びを通

した交流は児童臨床において大切な役割を果たしている。もちろん、プレイセラピーは児童精神科においても実施されている。しかし、精神科クリニックや総合病院精神科においては、広い遊戯室の確保がむずかしい。そのため、描画や粘土や手芸などの机上でできる範囲に遊びの幅が限定されやすいようである。

　一方、教育相談センターは広い遊戯室を備えている。そのため、トランポリン、サンドバック、トンネル（蛇腹状に折り畳めるタイプ）、ルーム・イン・ルーム（子どもが中に入ることができるおもちゃの家）、卓球台などの大型遊具を利用できる。広い遊戯室においては、子どもは身体全体を使って自分を表現できる。また、キャッチボールやドッジボールなどのボール遊びもできる。ボール遊びは、子どもとの心理的交流を形成するさいに大切な道具立てとなる。このような環境面の充実が、教育相談センターにおけるプレイセラピーの利点である。

　次に、プレイセラピーの対象の幅にも違いがある。保険診療の下で医療が実施されるためには、輪郭のはっきりした「病気」である必要がある。そのため、まず「患者」にならなければ治療を受ける立場に立てない。ところが、子どもの精神症状は、未だ身体症状と融合しており、成人型の精神医学的分類に当てはまらないことも多い。そして、教師・家族・本人の困り感が強いものの、医学的なカテゴリーに収まらない問題も多い。たとえば、友人関係のトラブルやいじめの問題は、投薬によって解決できない。また盗癖の問題も、医療の枠組みでは援助の維持がむずかしい。教育相談センターにおける援助の利点は、狭義の「病気」という枠組みに縛られることなく、「患者」でなくとも援助対象にできることである。

　子どものプレイセラピーをする場合は、親と相談する必要もある。子どものクライエントを引き受けることは、同じ数だけ親の相談を引き受けることを意味する。教育相談センターの利点は、親の相談に十分な時間を割ける点である。ほとんどの場合は母親が来談するので「母子並行面接」という相談形態を設定することが多い。それは、子どもの担当カウンセラーとは別のカウンセラーが母親面接を担当する形態である。

　精神科医療現場では、母親面接に十分な時間的・人的資源を割く余裕がな

いことも多い。心理士が1人しかいないクリニックもある。そのような場合、子どものプレイセラピーと母親面接を1人の心理士が担当せざるをえない。その場合も、子どものプレイセラピーに重心を置くことになる。たとえば、プレイセラピーは毎週1回のペースで実施し、母親面接は月1回で実施することがある。あるいは、プレイセラピーと母親面接を心理士と医師で分担する場合もある。医師が母親面接を担当した場合、一般外来の枠組みでなされることがほとんどである。このような面接は指導的なスタンスで実施され、その話題は子どもの「病気」に焦点づけられやすい。

　対照的に、教育相談センターにおける母子並行面接では、母親にも子どもと同格の相談環境が与えられる。そのため、子どもの「問題」を入口にして、母親自身の抱えている心理的課題へと話題が広がっていくことも多い。その場合、母親としての成長、女性としての自己実現がテーマとなる。相談環境のちがいは、扱われるテーマの深さのちがいを生じさせる。逆に、このような親自身の心理的課題が、子どもの「病気」や「問題行動」に陰を落としていることも多い。したがって、精神医学的には「正常」な母親のカウンセリングでありながらも、意義がある。また、「病気」のカウンセリングよりも簡単なわけではない。このような質の母親面接は、精神科医療の枠組みからはこぼれ落ちてしまいやすい。

(4) 医療と教育の橋渡しのために

　医療と教育は、それぞれ異なる文化を有している。一般的な医療においては、「治す」あるいは「直す」ということが大切にされている。たとえば、発熱したら平熱に戻ることをめざす。足を骨折したら、骨をつないで元のように歩けるようにはたらきかける。つまり、医療のゴールは「現状復帰」である。これは、精神科医療（とくに生物学的精神医学の立場）にもあてはまる。眠れないという訴え（不眠）には、眠れることをめざす。電車に乗れないという訴え（乗り物恐怖）には、人が大勢いるところでも不安にならないこと、そして電車に乗れることをめざす。

　一方、「教育」という言葉は「教」と「育」に分解できる。これは、教育という営みが、「教える」と「育つ」の二重性を孕んでいることをよく表わ

している（河合，1992）。前者は頭へのはたらきかけに重心があり、後者はこころの育ちに重心がある。教育とは、成長する存在としての子どもへのはたらきかけである。そのため、自己成長を大切にしている。

　以上のとおり、医療と教育の文化差は「現状復帰」と「自己成長」の間にある。ところが、「力動的精神医学」の立場は、「治す」ことのなかに自己成長を含める点に特徴がある。こころの病いに意味・意義を認め、それを自己成長の契機と捉える。そして、「治る」ことは、元の自分に戻ることではなく、新しい自分に生まれ変わることである（笠原，1976）。このような力動精神医学は自己成長を重視しており、医療と教育のちょうど中間的性格をしている。したがって、力動的な精神科医療者にこそ教育現場と医療現場を媒介し、橋渡しすることが期待されるだろう。

　医療と教育の連携をするさい、それが異文化交流であるという自覚が大切である。カルチャーギャップが思いがけない行き違いを引き起こし、子どもの援助活動の支障となるからである。とくに留意すべき点は言葉である。まず医療は、高度に専門性が分れた現場である。したがって、専門用語を理解できないことは恥ずかしいことである。一方、教育は子どもを対象とした現場である。そのため、教育文化においては「わかりやすい」は褒め言葉である。逆に、わかりにくいことは教師としての能力のなさを示している。一般に専門用語は、その文化圏に属していない者にとってはわかりにくい言葉である。したがって、教育現場と交流するさいには、専門用語、とくに外国語の専門用語、アルファベットを用いた略号（たとえば、KABC、OD）などの使用は避けるべきである。意味のわからない言葉の使用は、無用な不安を引き起こす。専門用語を使用するさいには、少なくとも「お国言葉」あるいは「方言」でしゃべっているという自覚が必要である。

［参考文献］
笠原 嘉『精神科医のノート』みすず書房，1976年
河合隼雄『子どもと学校』岩波新書，1992年

（篠原　道夫）

2 産業領域

(1) 組織の現状を理解する

"うつはこころのかぜ"という啓蒙活動の拡がりとともに、うつの軽症化と多様化が指摘される昨今、医療現場、とくに病院やクリニックなどで働く心理士が、企業や団体など、組織で働く患者さんにかかわる機会が増えている。医療現場で働く心理士が、組織で働く患者さんとかかわるとき、患者さんをとりまく組織のルールや現状を理解することが、まず必要になる。

とくに最近の組織では、メンタルヘルス不全の従業員への早期支援体制や、休職・復職支援制度が整備されつつある。しかし、組織で働く患者さんは、組織の中でさまざまな制度に守られている一方、組織のルールや厳しい現状に直面することも少なくない。

基本的には、生産・営利もしくは公益性を目的とする組織が、なぜ、従業員のメンタルヘルス向上にも関心を向けるのか、そこに含まれるいくつかの目的についても、私たち心理士は知っておく必要がある。組織が従業員のメンタルヘルス向上にも投資する主な目的は、従業員1人1人の作業効率を上げることが、組織全体の生産性向上にもつながるという考えにある。

しかし、もう1つの目的として(組織側にとっては、こちらのほうが重要になると思われるが)、厚生労働省による労働安全衛生法に定められた使用者の安全配慮義務から、リスク・マネジメントをしておく必要があるためでもある。すなわち、組織が従業員に過重労働を課したために、従業員がメンタルヘルス不全に陥った、もしくは自殺や過労死につながったと労災認定がなされると、組織は多大な損失を負いかねず、それを事前に回避しておきたいという組織側の事情がある。

このような組織の現状を踏まえると、医療現場という治療の場で患者さんにかかわる心理士が、患者さんが働く組織と連携する必要がある場合には、連携するメリットとデメリットを、慎重に見立てたうえで行動することが求められる。

(2) 連携の意義を吟味する

　まず、組織が医療機関に連携を求めてくる場合、医師の見解を求めていることが多い。患者さんの診断名や復職の可能性、再発の危険性、自殺の危険性について、専門家の意見を聞き、従業員の安全に配慮するとともに、組織のリスク・マネジメントに役立てたいという目的もある。そのなかで、心理検査や心理療法を実施している場合、患者さんの状態を理解するために、心理士の見解を求められることもある。

　組織からの求めに応じて連携する場合、患者さんの病気や病態のレベル、生活事情や経済的な自立度、家族・社会の支援体制とともに、患者さんをとりまく環境、すなわち周囲の人や組織について見立てることも必要であり、キーパーソンになりそうな人や、その人とどのように協力することができそうか、多方面からの見立てに基づいて連携する必要がある。

　連携に際し、治療の場で知り得た患者さんの情報について、守秘義務や個人情報保護にとくに配慮すべきことはいうまでもない。ただし、患者さんの病気について、患者さんをとりまく周囲の人に知っておいてもらうことが、患者さんにとって組織の中で支援・保護されることにつながるなど、メリットがある場合もあるという視点も大切になる。

　患者さんの人権を守ると同時に、患者さんの命の安全を守り、社会生活を支えるために、患者さんをとりまく人や組織・社会と協力して、患者さんを支援する体制を築いていくことも必要不可欠と考えられるからである。

　ここで、組織からの求めに応じて連携することが、患者さんにどのように影響するのか、とくに連携するメリットと配慮すべき点について、ケースを通して考えてみたい。

　なお、ここに紹介するケースは、プライバシーに配慮し、筆者が経験したいくつかのケースから再構成された架空のケースである。

(3) 事　例

【事例1】　30代で統合失調症を発症した男性——連携が必要なケース

　30代の独身男性Aさんは、地方の大学の理工系学部を卒業後、都内のメーカーに就職し、理工系の知識を生かして開発部門でキャリアを積んできた。

しかし、30代後半に入り、それまでのように仕事に集中できず、能率が上がらなくなり、仕事が進まないため、深夜まで残業するが、体力がつづかず、翌日遅刻したり、当日の連絡で欠勤することが目立つようになった。Aさんの様子を心配した上司が、人事に相談したことがわかると、Aさんは、上司が自分の仕事の仕方を責めているように感じたり、上司と人事が自分を辞めさせるために相談しているように感じたという。

また、定期健康診断で、社内の健康管理室の産業医から、体重減少や不眠、気力・体力の低下を理由に、精神科の受診を勧められると、「会社の人がみんなグルになって、自分を辞めさせようと企んでいる」「自分を辞めさせるために、自分が失敗するのをみんなで見張っている」と感じるようになり、人の視線が気になり、出社することができなくなった。

Aさん本人は病識がなく、受診を拒否していたが、1人暮らしをしているAさんの部屋を訪れた両親が、きれい好きだったAさんが部屋を片づけることができなくなり、身支度や食事もままならず、昼夜逆転の生活になっていることに気づき、一緒に精神科を受診し、統合失調症と診断された。

その後、Aさんは入院と通院・服薬をつづけ、状態が安定してきたころ、会社の規則で休職できる最大1年間の休職を経て、復職することになった。しかし出社するためには、都内で1人暮らしをする必要があり、地方の両親と一緒に住むことはできないため、会社としては、精神障害をもつAさんが1人暮らしをする危険(すなわち、自殺・事故の危険)を考えて、Aさんの復職の是非を検討するために、主治医の意見を聞きたいと、医療機関に連携を求めてきた。

主治医は、Aさんの診断名は伏せたうえで、いまのAさんに自殺・事故の危険はないが、自分の状態に気づきにくい病気のため、通院・服薬を自己判断で中断しやすいことや、病状が悪化しても自分で気づいて受診することがむずかしいときがあることを説明した。そして、今後会社で、以前と同様の行動(たとえば、勤務時間の乱れなど)が見られたときには、通院・服薬の状況を確認し、中断していそうな場合には、本人に受診を勧め、本人が拒否的な場合には、会社から両親もしくは主治医に連絡する連携体制づくりを提案した。

そのとき、心理士も連携の場に同席したが、心理士としての見解を述べるよりも、主治医の説明とその意図をわかりやすいことばに翻訳して伝える役割に徹した。たとえば、Aさんの状態が明らかに悪くても、Aさんが受診を拒否するときには、Aさんが悪いから受診を勧めているのではなく、会社で仕事をつづけていけるよう、体を大事にするために、信頼できる人に相談してみてはどうか、とAさんを気にかけていることを、わかりやすくことばにして伝えてみるなど、Aさんにとって安心できると思われる対応を、具体例を挙げて伝えるように心がけた。

このケースでは、Aさんが1人暮らしであったため、毎日接する会社の人たちにも、Aさんの病気についてある程度理解して見守ってもらうほうが、Aさんの社会生活を支えていくうえでメリットがあると判断された。そのため、連携前にAさんとご両親に主治医からていねいに説明し、同意を得たうえで、必要な情報を会社に提供し、Aさんを支援する連携体制づくりにつなげることができたと考えられる。

連携体制を築いていくにあたり、忘れてはならないのは、連携体制の中では、チームとしての守秘義務が発生することを言語化して確認することと、そのなかでも、患者さんのプライバシーは最大限守られるように配慮することである。

【事例2】　休職をくり返す適応障害の女性——職場が対応に迷うケース

20代の女性Bさんは、都内の大学の文系学部を卒業後、大企業に就職し、営業部に配属された。入社1年目は都内の営業所で研修だったため、家族と暮らす自宅から通勤できたが、2年目の春、地方の営業所に異動となり、生まれて初めて1人暮らしをすることになった。異動後3カ月ほど経ったころから、通勤中、吐き気やめまいを感じるようになり、電車の中で息苦しくなって、途中下車したり、職場までたどりつけず、帰宅して休むようになった。

自分の不調に気づいたBさんは、会社近くの心療内科を受診し、適応障害と診断され、症状が出たときに服用する頓服薬を処方された。

Bさんは、診断名や処方された薬についてインターネットで調べ、早期休養が大事だと知り、受診の翌日、早速上司に相談し、有給休暇を1週間もらうことにした。休みの間は、通勤電車に乗る必要がなかったため症状は出ず、

体調も気分もよかったが、明日から出勤と考えたら、前日から気分が落ち込み、休み明けの朝、体が重くて起き上がることができず、さらに１週間休みをとることにした。休むと決めると体調はよくなったが、有給休暇がなくなったあとのことが気になったＢさんは、心療内科に相談し、「適応障害により、１カ月間の加療・休養が必要」という診断書を出してもらった。この診断書を上司に見せると、会社の休職制度を利用して、実家に帰って休養することを勧められた。

　１回目の休職時は、地方への異動による環境の変化が負担になったと考慮され、都内の営業所に異動して復職したが、都内の営業所は忙しく、残業を重ねたことで再発し、２回目の休職となった。２回目は、Ｂさんの希望で、自宅から近い職場に異動し、営業職から事務職に職種転換して復職した。しかし、復職してまもなく、新人研修を受けずに初めての仕事をしなければならない状況についていけず、また、女性の多い職場の人間関係にも息苦しさを感じるようになり、３回目の休職となった。

　３回目の休職中、適応障害がなかなか改善しないことを理由に、カウンセリングを希望して筆者の勤務する医療機関に転院した。Ｂさんの見立てとしては、職場の環境や人間関係に馴染みにくいという点では、適応障害の診断が当てはまると考えられたが、それとともに、Ｂさんの特徴として、問題に直面すると、外界にその原因や解決策を求めて、他者に依存しやすく、自分自身の問題として捉えることがむずかしい傾向があることも考えられた。

　カウンセリングでは、出勤する朝の症状の苦しさや、職場の人間関係の中で感じていたつらさは認めつつ、休むと決めると体調がよくなることについて、自分の気持ちをふり返ってみることや、自立した社会人として、どのような生活をしていきたいか、考えてみることをテーマとして共有しながら進めた。

　やがて休職期限が迫ってくると、Ｂさんは、復職できるか、通勤できるか、仕事を覚えられるかといった、さまざまな不安を訴えるようになったが、主治医は、不安を抱えながら実際にやってみて自信をつけていくことが大事ということをＢさんに伝え、「復職可能」の診断書を出した。

　すると、休職期限が迫りつつも、不安を訴えているＢさんを心配した会社

の人事の方が、Bさんの復職について、主治医と心理士の意見を聞きたいと連携を求めてきた。

このとき、Bさんは、自分は3回休職をくり返しているが、今回はこれまでとちがってカウンセリングを受けていること、そのなかで自分と向き合う作業をしているため、もう少し時間がほしいことを、会社の人事の方に話した様子であった。

会社からの連携の要請を受けて、スタッフ間で連携の仕方について検討し、心理士としては、Bさんの不安に応えて、他者が動くことは、Bさんの他者に依存する問題解決のパターンをくり返すことにもなりうると考えていることや、カウンセリングで心的内界を扱っている心理士が、外の現実世界である会社との連携の場に同席することは、Bさんにとって治療的ではないと考えていることを伝えた。

検討の結果、このケースでは、Bさんの特徴を考慮して、主治医が現実的なレベルで連携することにした。具体的には、主治医から本人の状態について説明するほかは、会社の規則に則って、会社と本人の間で話し合ってほしいこと、そのさい、話し合ったことは本人と確認できるよう記録しておくほうがよいと思われること、また規則を曲げるなど、必要以上に特別扱いしないほうがよいと思われることを伝え、治療の場と会社という現実的な場を明確に分ける対応を行なった。

このような判断には、心理士がどのように考えて患者さんとかかわっているか、心理士としての専門性に基づく考え（見立てや見通し）を、主治医をはじめスタッフ間で共有できるように、日頃から関係をつくっておくことがたいへん重要である。

(4) 心理士としての説明と判断力

このように、外部機関との連携には、こうすればよいという定形はなく、患者さん1人1人の病気や性格の特徴、生活事情、そして患者さんをとりまく環境に合わせて考えていく必要がある。そのなかでとくに、産業領域との連携には現実的・経済的な事情が絡むことが多く、慎重に対応する必要がある。

そのさい、心理士にとって何よりも大切なのは、ケースの特徴について、見立てと見通しをしっかりともち、それを説明できる力とともに、外部機関と連携することが患者さんにとってメリットがあるか、また患者さんにとって治療的か、ということを見立てに基づいて検討し、判断する力を磨いておくことではないかと考えられる。

(髙橋 由利子)

3 司法領域

(1) 患者さんと家庭裁判所のかかわり

精神科の医療現場に司法領域の機関から連絡が入るのは医師へであって、心理士が直接問い合わせを受けることはごく稀であろう。しかし、担当する患者さんを通して間接的にかかわることは決して少なくない。ここでは、家庭裁判所とかかわることになった患者さんの事例をもとに、心理士がどのように患者さんを治療的に支えるかという視点から述べてみる。

①少年非行の事例

【事例1】 M君は学習成績トップクラス、スポーツ万能で友達は多い。だが、彼には毎朝下痢・嘔吐を繰り返すという症状があり、心理療法を受けていた。両親とも学歴が高く、ひとりっ子の彼への期待は大きかった。父は毎晩帰宅が遅く、母は情緒の不安定な人だった。ある日、彼はバイクを盗んで警察に捕まった。友達と「そのときのノリで、わぁーとバイクを走らせて遊んだ」のだ。警察に引き取りに来たのは母親で、その場で「なにやってんのよ、バカ！」と息子に殴りかかってきた。警官のほうが、まあまあと母親をなだめたという。

少年の場合は、微罪でもすべて家裁に通告される（全件送致主義）。M君の場合、検察庁を経ず、警察から直接家庭裁判所送致（簡易送致）となった。簡易送致では少年や保護者を呼び出すことなく、書面で処理し手続き完了とすることが多いが、彼は保護者と共に家庭裁判所に呼び出された。このとき、父親は多忙を理由に同行せず、母親が付き添った。

処分が決まるまで、M君は不安だった。M君の心理療法を担当していた心

理士は、M君には非行歴がなく、日ごろの生活は健康的で、バイクを盗んだことは金銭を得るための悪質な窃盗ではないから、検察官送致や少年院送致はないだろう、と考えていた。

　結局、彼は不処分となった。「家裁の人がいろいろ教えてくれた」そうである。それまでの彼にとって重要なことは、よい成績をとることと、元気に活発に動くことの2つだったが、以後、それらは父母の期待であったことを彼ははっきりと意識し、それだけを求めている父母の態度に反抗するようになった。いつのまにか主訴の胃腸症状は消えていた。

　心理士は、これまで彼の身体症状を自立と依存の葛藤の表現と捉え、力動的に治療を進めており、いずれなんらかの行動化は生じるだろうと予測していた。少年非行の処遇について一応の知識があったので、彼の不安を共有しながらも、処分については彼より楽観視できていた。「家裁の人がいい人だった」という彼自身の言葉どおり、家裁は少年を懲罰するのではなく、健全育成をめざすところである、という認識を心理士はもっていた。決定が出たあと、彼はまさに"健全育成をめざす"かのように、思春期葛藤と向き合っている。

　②離婚調停申立ての事例

【事例2】　Zさんは結婚して7年、子どもはいない。結婚して2年が過ぎたころ、彼はうつ病と診断されて休職し、精神科で心理療法を受けるようになった。妻は彼の発病後2年すると家を出て行った。あるとき彼は、心理士に「離婚したいので調停を申し立てることにした。慰謝料をとりたいので、妻のせいでうつ病になったという証明書を書いてくれ」と言いだした。心理士は「そのような証明書は両刃の剣で、あなたのためになるとはかぎらない、反論の素材になるかもしれない」と説明し、「書かない」と明言した。

　そのうえで、離婚についてどの程度真剣に考えているかを整理していった。5年間の闘病中、妻がZさんの様子を聞きに来たことは一度もなく、婚姻関係は破綻している気配であった。さらに心理士は、彼と裁判所に申立てを行なうさいのなすべきことを吟味していった。裁判所に申し立てる以上、最低限の離婚条件を示す必要がある。慰謝料を請求するとなると、その根拠を明らかにしなければならない。婚姻期間中に形成した財産の分与の問題や、将

来的には、妻に年金分割要求の権利も発生するので、そのことも考えなければならない。

　話し合いをつづけるうちに、Ｚさんは妻のせいでうつ病になったという心理士の証明書があっても、調停にはさほど意味がないことを理解するようになり、自分で陳述書を書いて家庭裁判所に離婚を目的とする夫婦関係調整の申立てを行なった。妻は弁護士をつけたが、Ｚさんは弁護士を頼まず、１人で調停委員との話し合いに対応し、半年近くかけて納得のいく調停離婚を果たしたのだった。このことは、Ｚさんの自己肯定感を高める結果にもなった。

　力動的心理療法の大原則の１つに「治療中、一身上に関する重大な結論は出さないこと」というものがある。しかし、Ｚさんに「離婚はうつ病が治るまでしてはいけません」ということは適切だったのだろうか。

　家庭裁判所で離婚調停事件にあたる調停委員は、治療者が課すこうした禁止に対して苦言を呈している。「婚姻関係が完全に破綻し、修復の見込みがなく、このままでは夫婦ともに前向きな一歩が踏み出せないと裁判所が判断しても、夫婦の病気の方が『医者が離婚してはいけないと言った』と頑としてきかないことがある。結局、調停では不成立になる。そうなると離婚したい方は訴訟をおこす。裁判になれば、時間も弁護士費用もかかるうえ、公開の場でおたがい相手の悪いところを言い立てるから、どちらもひどく傷つく。医者も罪なことを言うものだ」と。

　離婚には当事者が話し合いで決める協議離婚、家庭裁判所に申し立てて成立する調停離婚、訴訟から始まる裁判による裁判離婚と３種ある。夫婦が話し合って決めるのが協議離婚であり、２人で話し合うのでは埒があかないときは、第三者の判断を求めて家庭裁判所に夫婦関係調整の申立てをし、調停離婚をめざすことになる。それでも折り合いがつかなければ調停不成立となり、なおも離婚を求めるほうが訴訟をおこし、裁判になる。離婚の場合、調停前置主義があるので、調停をせずにいきなり裁判にいくことはない。

　このケースでは、心理士は力動的心理療法の原則どおりに頭から「離婚を治療中のいま考えてはいけない」と禁止することはしなかった。その代わり、Ｚさんの言葉をうけた返事として、「証明書を書くことは両刃の剣、書きません」と明言し、問題をじっくり検討する必要性を納得させ、離婚という問

題にまともに向き合うようにもっていった。

　患者さんが離婚を言い出したとき、これは一身上の重大な問題であり、ていねいに扱わなければならない。そのさい離婚の手順と、離婚では何が話し合われるかを知っておくと有益である。このケースの場合も、離婚に対して考えなければならない事柄を1つ1つていねいに考えていくことで、事態を客観的に見ることと、認知の偏りへの気づきがはかられた。また、力動的解釈のもと、離婚という具体的な問題を話し合いながら、夫婦としての関係性から発展し、対人関係を見直すことになった。

　③離婚後の子どもとの面会

【事例3】　Uさんは統合失調症を高校1年生のとき発症したが、幸い薬が著効を示し寛解した。大学を卒業後、有名企業に就職し、友人の紹介で知り合った男性と結婚した。まもなく妊娠し、男の子が生まれた。夫の求めで仕事はやめず、仕事、育児、家事と頑張っていた。夫は転職を繰り返していたので、Uさんの収入は大事だったのである。

　やがてUさんは再発し、入院になった。子どものTちゃんは夫の両親が預かった。回復して家に戻ると、また以前と同じ生活が始まり、また悪化して入院となった。そうこうするうちUさんが退院しても、頭の変な母親に会わせるとこの子も変になる、という理由で、夫の両親がTちゃんを家に帰さなくなった。そして、病気を理由に離婚された。Uさんは実家の父母のもとで休んでいるうち、回復し職場復帰した。

　元気になってくると、Uさんは子どもに会いたい気持ちが募ってきた。子どもに会わせてほしいと連絡するが、「子どもが変になる」といってとりあってもらえない。治療者としてUさんに会っていた心理士は、Uさんの子どもに会いたい気持ちが高まりすぎるのを警戒した。

　やがて、どうすれば会えるかというテーマが繰り返し語られるようになったころ、心理士は1人では行かないことを条件に、法テラスへの相談を提案した。Uさんは父親と法テラスに行き、そこで弁護士に家庭裁判所に面会交流の申立てをする手立てを教えてもらった。Uさんは、教えられたとおり裁判所に申立てを行ない、裁判所で調査官立ち会いのもと、数年ぶりにTちゃんに会った。Tちゃんは元気で、お母さんのことをよく覚えていたという。

Tちゃんの様子に安堵して、Uさんは落ち着いてきた。そして、面会に立ち会った調査官の所見から、今後も面会はできることになった。
　ここでは、司法の領域に患者さんから積極的にはたらきかけることが有効な例を示した。
　婚姻期間中に発病した病いに対しては、どんな病いであろうと配偶者には治療を支える義務が生じるので、病気だけを理由に離婚はできない。彼女やその両親にこうした知識がもう少しあれば、離婚の前に子に会うことをもっと強く約束させ、実行を要求できただろう。
　法テラスは弁護士に気軽に相談できる機関で、利用価値のある場である。Uさんの治療者が法テラスの利用を提案したことは、心理療法の本道からは逸れることかもしれないが、患者さんの健康のためにはソーシャル・ワーク的な動きが必要なときもある。とくに統合失調症のように、長期的なかかわりが必要な病気では、心理面に限らず患者さんの生活全般を支えることも求められ、そこには当然生活の中の法律的知識も入っている。

(2)　3つの事例から学ぶこと

　非行や家事事件の扱いに関することを、ある程度学んでおくと役に立つことが多い。生活経験の少ない若い心理士が、生活全般について法的知識をもつのはむずかしいだろうが、担当の患者が遭遇した事件に際して、そのつど調べておくようにしてはどうだろうか。少しずつ知識を増やしていけば、いつか知識の山が身についてくるだろう。

[参考文献]
民法教育指導研究会『民法の解説—家族法』一橋出版，2006年
村尾泰弘編著『Q&A　少年非行を知るための基礎知識』明石書店，2008年
中村桂子『家裁調査官のこころの風景』創元社，2006年

（岡元　彩子）

[もっと詳しく学ぶためのブックリスト]
〔医師との連携〕
上島国利・上別府圭子・平島奈津子編『知っておきたい精神医学の基礎知識』誠信書房，2007年
長尾博『病院心理臨床入門　第2版　体裁を越えたその真実』ナカニシヤ出版，1999

年

〔看護師との連携〕
中井久夫・山口直彦『看護のための精神医学　第2版』医学書院，2004年
〔精神保健福祉士との連携〕
藤本修『現場に活かす精神科チーム連携の実際―精神科医，心理士，精神科ソーシャルワーカーのより良い連携を求めて』創元社，2006年
野坂達志『統合失調症者とのつきあい方　臨床能力向上のための精神保健福祉援助職マニュアル』金剛出版，2004年
野坂達志『事例で学ぶ統合失調症援助のコツ』日本評論社，2009年
〔受付との連携〕
浦光博『支えあう人と人―ソーシャルサポートの社会心理学』サイエンス社，1992年
三隅二不二『人間関係論　改訂版』放送大学教育振興会，1992年
〔仲間である心理士との連携〕
霜山徳爾『素足の心理療法』みすず書房，1989年
日本臨床心理士資格認定協会『臨床心理士の歩みと展望』誠信書房，2008年
〔ケースカンファレンス〕
乾吉佑『医療心理学実践の手引き』金剛出版，2007年
神田橋條治『精神療法面接のコツ』岩崎学術出版社，1990年
神田橋條治『治療のこころ　巻三　ひとと技』花クリニック神田橋研究会，1993年
神田橋條治「指導者の要らない事例検討会の手順」神田橋條治『神田橋條治著作集　発想の航跡2』岩崎学術出版社，2004年
〔教育臨床〕
馬場謙一・松本京介編『スクールカウンセリングの基礎と経験』日本評論社，2008年
河合隼雄『河合隼雄のスクールカウンセリング講演録』創元社，2008年
〔産業領域〕
川上憲人・堤明純監修『職場におけるメンタルヘルスのスペシャリストBOOK』培風館，2007年
宮田敬一『産業臨床におけるブリーフセラピー』金剛出版，2001年
大西守・市川佳居他『職場のメンタルヘルス100のレシピ』金子書房，2006年
杉渓一言他『産業カウンセリング入門（改訂版）―産業カウンセラーになりたい人のために』日本文化科学社，2007年
〔司法領域〕
神谷信行『事実の治癒力　心理臨床と司法の協働』金剛出版，2008年

第6章————

心理士の研修

　心理士は、心理治療の専門家として、日々その専門性を高めるよう努めている。それは、心理士の果たす役割がマニュアル化できず、個々の患者さんの状態に合わせて変化し、移り変わっていくものだからである。

　心理士の研修には大きく分けて、ⅰ）研修会（ワークショップ）、ⅱ）事例検討会、ⅲ）スーパービジョン、ⅳ）教育分析（教育カウンセリング）がある。

　心理治療を進めていくとき、心理士にとって最も大きな力となるのは、患者さんとの治療関係である。治療同盟とも呼ばれる患者さんとの協力関係がつくれなければ、治療はうまく進まない。

　上記の研修のなかで、この治療関係の構築と維持に大きく役立つのが、関係性を重視し、治療そのものを扱う事例検討会とスーパービジョンである。本章では、事例検討会とスーパービジョンを取り上げ、具体的に解説する。

6-1　事例検討会

1　事例検討会とは

　事例検討会は、一般に月1回程度の頻度で開かれ、ベテランの心理士や精神科医などの指導的な立場の人がまとめ役になることが多い。参加者は5〜

15人程度で、心理士に限る場合もあれば、心理治療に関心のある人なら他職種でも参加が許される場合もある。事例提出者は通常持ち回りだが、1つの会で提出される事例は複数になることもある。

進行の大まかな流れは、最初に提出者が提出する目的を述べたあと、事例の説明に入る。途中で区切りながら質問に応じ、説明が終わったあと、意見も交えながら自由な論議が行なわれる。最後にまとめ役が全体をまとめたあと、提出者に感想などを求めて終わることが多い。

この節では、事例検討会が心理士にとってどのように役に立ち、またどのような点に注意が必要かを述べる。

2 役立つポイント

(1) 事前準備での気づき

事例提出者が事例をまとめる過程では、いろいろな気づきが生まれる。それは、日頃の1、2回の振り返りに比べて、ある程度まとまった回数を振り返るからである。そのため面接の連続した流れを意識しやすく、面接の過程を距離をおいて眺めることができる。

よくある気づきとしては、治療の進展がなく、行き詰っていると感じていた事例で、患者さんの変化が見え、治療の方向性が感じられる場合がある。また、反対に治療がうまく進んでいると思っていた事例で、患者さんに巻き込まれていることに気づいたり、心理士の反応で治療が混乱していると気づくこともある。

とくに貴重な気づきとして、患者さん本人に対してやその患者さんの治療過程の中で心理士が感じる、「言葉で表現しにくい感じ」がある。これは、よく「違和感」とか「モヤモヤ」と表現されることが多く、微かだが無視できないものである。このような感じは、患者さんと治療者の関係を反映している場合が多く、その関係の理解に役立つので、事例提出の目的に挙げられることがある。

(2) 治療過程の検討

　事例を通して治療過程が多角的に検討されるため、具体的な治療の実際を学ぶことができる。事例提出者だけでなく、他の参加者も間接的に治療過程を体験できる意義は大きい。いま、自分が抱えている患者さんの治療と重なる部分もあるだろうし、これから出会う患者さんの治療にも参考になるからである。

　さまざまな見立てや患者さん理解、アプローチ、治療者のスタンスが検討されるなかで、理論や技法が実際の治療にどのように活用されるかがわかってくる。また、実際の患者さんに典型例は少なく、その活用においても柔軟なバランスが大切であることも理解されるだろう。

　さらに、先輩心理士の経験豊かな治療の実際に触れることで、自分に足りないものを改めて感じ、今後の研鑽目標がはっきりしてくることも重要である。事例検討会は自らの技量と成長をチェックし、励みと目標を与えてくれる大切な場なのである。

(3) 多様な視点

　事例検討会ではさまざまな立場の人が集まってくる。拠って立つ理論や流派が違う人、同じ心理士でも教育、福祉、産業など働く現場が違う人、心理士ではなく看護師、教師、福祉士など他職種の人などである。したがって、参加者からのコメントはいろいろな角度からなされ、事例提出者だけでなく参加者全員に新たな視点をもたらしてくれる。また、たとえ同じ職場に働く同じ流派の心理士であっても、人間が違えばその患者さん理解やアプローチの力点は微妙に違ってくる。

　こうした新たな視点や自分との違いに触れることは、心理士にとってとても大切な刺激である。なぜなら、複合的で予測できない患者さんの動きに対応するために、心理士はこうした刺激に触発されて、つねに患者さんへの視点を「これでいいのか？」「もっと適切なとらえ方やアプローチはないのか？」と検討し、見直しつづけなければならないからである。

(4) 安心感を得る

　刺激に触れることとは対照的に、事例検討会では同じ考えの仲間がいるという安心感がある。自分の患者さん理解やアプローチに同意してくれる人が1人でもいると自信につながり、患者さんに落ち着いて接することができる。これが患者さんを安心させ、治療者や治療への信頼感を高める場合が少なくない。たとえ同意まで得られなくても、「むずかしい患者さんなのに、よく面接がつづいていて感心する」とか、「対応に行き詰まりを感じるかもしれないが、患者さんは確かに変化している」といった労いや励ましの言葉も心理士をホッとさせるのである。

　さらに、考え方は違っても、同じ会に所属しているという安心感も大きい。心理士は1人で仕事をする場合が多く、なかなか日常的に仕事の悩みや愚痴を言い合える人がいない。したがって、仲間とのつながりを感じられるこうした場は、こころの安定を保ち、余裕を生み出すうえでとても貴重である。

(5) 検討会後の気づき

　事例検討会の影響は、会の終了後も長くつづく。会の中で得られたさまざまな刺激に触発されて、新たな疑問や関心が生まれ、書籍にあたってみたり、研修会に参加するなど、新しい探求のきっかけになることが多い。また、その後の面接でも新しい患者さん理解が生まれたり、確かめられたりして、心理士の力量の幅を広げるのにも役に立つ。

　一方、ときには何となくすっきりしない違和感がしばらく尾を引くこともある。それは事例検討会でいろいろな刺激に触れた結果、心理士自身が動揺している過程である。まったく関心がなく、相容れないものであれば揺さぶられることは少ない。つまり、その揺さぶるものは心理士との親和性をある程度もってはいるものの、すんなり採り込むには抵抗感があるものなのである。

　たとえば、患者さんを認め、勇気づけるアプローチが必要と感じつつも、なかなかそうした言葉が実際にうまく出てこない場合など、その抵抗感を見つめていくなかで、心理士自身の頑なさや不自由さへの理解が深まり、しだいにそのようなアプローチが自然にできていくようになる。このような変化

は心理士の技量だけにとどまらず、その人間的成長にも及ぶ大切なものである。

3　注意するポイント

(1)　1つの正解を求めない

　事例検討会に出される事例は、提出者がなんらかの問題を感じていたり、どのように進めていけばいいのか迷っている事例が一般的である。このような事例は解決したい目的がはっきりしているので、検討に適しているように思えるが、いきおい「この場合の正しい理解や対応は何か？」といった1つの正解を求める動きが会の中に起こりやすいので注意が必要である。

　もちろん、心理査定の解釈、理論や技法の知識において正しさは重要である。しかし、患者理解や今後のアプローチなど、治療の実際に1つの正解はない。言い換えれば、心理士の数だけ正解がある。参加者全員が自分にとっての正解に近づく営みが事例検討会である。

(2)　他者の考えを尊重する

　事例検討会でいろいろな立場の参加者が自由に見解を出し合うためには、他者の考えを尊重する雰囲気が会になければならない。とくに、その考えが自分とちがっていたり、拠って立つ理論や流派が異なると、相手を否定しやすいので注意が必要である。

　また、いうまでもないことだが、他者の考えを尊重する姿勢は、治療過程においても重要である。なぜなら、心理士が患者さんの考えに理解を示し、大切に受け止めていることが患者さんに伝わると、患者さんも心理士の考えを尊重するようになるからである。そうなると、患者さんは心理士の考えを受け入れやすくなり、心理士も患者さんの考えを受け入れやすくなる。たがいに相手に対してオープンになり、変化しやすくなるのである。このような関係性が信頼感や治療意欲、ひいては治療的変容の源泉となる。

　事例検討会の参加者同士の間でも同様である。たがいに相手の考えを尊重するこのような関係性のなかで、それぞれのなかに相手の考えによる変化が

起こり、それまで自分にはなかった新しい考えが生まれてくる。こうして、たがいの成長が促進されるわけである。

(3) 自分の考えを尊重する

　事例検討会では、自分より経験豊かな心理士の考えについ合わせすぎて、十分納得しないままに自分の考えを改めてしまうことが多いので、注意が必要である。

　たとえ自分の考えに同意する人がいなくても、その考えが自分の中から出てきていることに変わりはない。事例提出者であれば、そうした自分が患者さんと会いつづけてここまで面接がつづいてきたわけである。もしかしたら、患者さんは、心理士がそうした考えをもっているからこそ継続しているのかもしれない。患者さんにとって心理士の考えは心理士の存在と同様に馴染み深く、大切なものなのである。だから、心理士の中から出てくる考えを改める場合には、安易に進めることなく、十分納得しながら慎重に進める必要がある。

　また逆に、先輩の考えを採り入れる場合にも、鵜呑みにせず、慎重でありたい。その考えに対して、「自分はそれをどう受け止めているか？」「言っていることはわかるが、何か腑に落ちないことはないか？」といった、細かな感触を確かめる作業が大切である。なぜなら、そのようにきめ細かい受け止め方をすればするほど、その受け入れた考えが自分に馴染んだものになるからである。その結果、面接においても心理士の変化は患者さんにとって自然なものとなり、治療過程がいたずらに混乱することが少なくなるのである。

（北　良平）

6-2　スーパービジョン

1　スーパービジョンとは

　スーパービジョンとは、心理士が現在担当している心理治療について、指導監督的立場の人（スーパーバイザー）と行なう相互作用的なやりとりのことである。その目的は心理士が心理治療を軌道にのせ、自分なりの治療をうまく進めていけるようになることである。
　心理士自身が患者となり、指導的な立場の人から心理治療を受ける教育分析（教育カウンセリング）とは区別される。
　一般に、スーパーバイザーは心理士の元指導教官や紹介された経験豊富な心理士、精神科医であることが多い。スーパービジョンのペースは、心理面接のたびに毎回行なうものから、月に1回程度、ときには単発で1回限りなどかなり幅があるが、初心者ほど頻繁に行なわれる。どのような事例を提出するかは心理士にゆだねられ、その提出方法や進め方は2人で話し合いながら決めていくことが多い。
　この節では、スーパービジョンが心理士にとってどのように役に立ち、どのような点に注意が必要かについて述べる。

2　役立つポイント

(1)　治療を共有する

　スーパーバイザーは、患者さんを理解し、治療過程を理解し、心理士を理解するためにさまざまな質問をし、心理士はそれに答えていく。もちろん、心理士が答えられないこともよくあるが、それはそれでよい。心理士がまだ答えられない段階にあることがスーパーバイザーにわかればよいのである。

スーパーバイザーはその治療を肩代わりするのではなく、心理士と共有するのである。

こうした共有の作業によって、心理士自身も自分が理解していることや理解していないことが明確になり、治療過程がよりはっきりと意識でき、心理士にとっての課題も明らかになっていく。

また、スーパーバイザーと治療を共有していることで、心理士は大きな安心感を得る。これは患者さんに接するときの心理士の安定感となり、さらに治療過程をいろいろな視点から見直し、検討するときの余裕につながっていく。

(2) 治療の実際を学ぶ

スーパービジョンでは、心理士が細かいところまでスーパーバイザーに確認することができる。初心者ほど自分の対応に自信がもてないので、こうした確認はとても心強い。

とくに、この患者さんに対する、この場面での個別的な対応のアドバイスは、治療を共有するスーパーバイザーにしか行なえない貴重なものである。たとえば、「この患者さんからの贈り物を、今回は受け取るべきかどうか？」「連絡なく面接に来なかったこの患者さんに、今回ははたらきかけをするべきかどうか？」など、教科書的な一般論を踏まえたうえでの個別の対応を心理士は学ぶことができる。

また、初心者ほど患者さんの特徴的で典型的なところに目を奪われやすい。しかし、実際の治療では、もっと基本的で大きな枠組みから患者さんや治療過程を把握することが重要である。なぜなら、そのような把握は揺らぐことが少なく、心理士に自信と落ち着きを与えてくれるからである。すると、さらに患者さんからの信頼が高まり、治療が安定していくのである。スーパービジョンにおいて枝葉よりも幹となる患者さんの「見立て」や治療の「流れ」「大局」が大切にされる理由がここにある。

(3) 心理士のありようを学ぶ

心理士にとってスーパーバイザーの態度や雰囲気は、1つの治療者モデル

である。とりわけ、治療者の非言語的なありようを学ぶ機会は少ないので、とても参考になる。

　長くスーパービジョンをつづけていると、スーパーバイザーの態度が心理士に移ってくることがある。また、それほどでなくても、患者さんとのやりとりで困ったときに、「スーパーバイザーならここでどうするだろうか？」と考えてイメージが浮かび、それを参考に落ち着いた対応ができる場合も少なくない。

(4) 患者さんの立場を体験する

　定期的なスーパービジョンは、心理治療を受ける患者さんの体験と似ている。定期的に同じ人と会う感触、支えられる立場を実際に味わうことができるのである。たとえば、安心感も感じるが、相手が何を考え、自分がどう見られているか不安になることもある。緊張したり、焦ったり、後悔したり、怒ったりと、普段より心が動きやすくなっていると感じることもあるだろう。

　こうした体験は、患者さんの立場を理解するだけでなく、心理士自身の心の特徴を理解するさいにも、とても役に立つ大切なものである。

3　注意するポイント

(1) スーパービジョンを怖れない

　スーパービジョンは、自信のない初心者ほど必要であり、また有用である。しかし、自分の未熟さをスーパーバイザーに指摘され、さらに自信を失ってしまうのではないかという不安が、スーパービジョンを敬遠させてしまうことも多い。

　実際のスーパービジョンは、心理士を安心させ、温かく勇気づけてくれるものであり、それによって治療過程が安定する。したがって、心理士が自信のない時期や、対応に困ったとき、不安が強くなったときにこそ、スーパービジョンを活用したいものである。

(2) スーパーバイザーに合わせすぎない

　スーパーバイザーが経験豊富なために、その見解を心理士が鵜呑みにしてしまうことも多いので注意が必要である。

　心理士にとって、その見解に違和感がないかどうか、またその見解どおりの対応を自分がする場合に無理がないかどうかなどを十分吟味したうえで、治療に活用する方が安全である。なぜなら、実際に治療を行なっているのは心理士であり、心理士に馴染まないやり方は患者さんを戸惑わせ、治療を混乱させる可能性があるからである。

　スーパービジョンでは、心理士が治療に主体性をもって臨み、スーパーバイザーに頼りすぎない姿勢が重要である。

[参考文献]
藤原勝紀編『現代のエスプリ別冊　臨床心理スーパーヴィジョン』至文堂，2005年
福島脩美『総説カウンセリング心理学』金子書房，2008年
東山紘久「心理療法におけるスーパーヴィジョン」氏原寛他編『心理臨床大事典』培
　　風館，1992年，230-233頁
氏原寛『カウンセリング・マインド再考』金剛出版，2006年

（北　良平）

[もっと詳しく学ぶためのブックリスト]
神田橋條治『精神療法面接のコツ』岩崎学術出版社，1990年
成田善弘『セラピストのための面接技法』金剛出版，2003年
佐治守夫・岡村達也・保坂亨『カウンセリングを学ぶ』東京大学出版会，2007年
霜山徳爾『素足の心理療法』みすず書房，2003年

付　録

実習の手引き

まえがき

　心理士の仕事はけっしてマニュアルどおりにできるものではなく、「自ら考え動く」という主体性が求められる仕事です。それでも「実習の手引き」という指南書を示す理由を、ここで簡単に説明しておきます。

　私たち心理士は多くの場合、実習機関にマニュアルなく飛び込み、その場で1から臨床の「いろは」を学ぶことを伝統としてきました。これは心理士の主体性を育てるために大切な教育方法です。しかし最近、この伝統的教育方法がうまく機能しなくなっている現状を見聞きする機会が増えました。理由はいろいろでしょうが、爆発的に実習生の数が増えたこと、医療機関がますます忙しく余裕がなくなっていることも影響しているのかもしれません。じっくり現場で育てていくという弟子入りのような従来の教育システムが、さまざまな事情で機能しなくなってきていることは残念でなりません。しかし私たちをとりまく環境は、たしかに変化してきています。

　そこで今回「実習の手引き」を作成することにしました。私たちは本質的な意味では「手引き」を必要としない心理士の訓練と成長を、願ってやみません。それでも今回、実習に関する最低限の知識をまとめて提示したのは、実習を通してこれら知識を得ることを目的とせず、その先にある臨床の本質に目を向け考えることをめざして欲しいという切なる願いからです。また、受け入れ側・送り手側双方の心理士に対しては、「手引き」によって基礎的事項を教える時間を節約し、真に大切な臨床家としての理念や態度、倫理を

伝えていく時間を確保してほしいと考えています。

　「実習の手引き」が単なるマニュアルとして独り歩きすることは、私たちのもっとも恐れることです。みなさんの臨床実習が、この手引きを足がかりとして、臨床家の卵として人間のこころに触れ、刺激を受け、悩み考える、実り多い実習となることを切に願っています。

1　基本の基本

　みなさんは勉強の一環として実習に参加しますが、医療機関側や患者さんからすれば、まぎれもなくスタッフの一員です。臨床実習とは関係ないように思えるかもしれませんが、最低限のビジネスマナーを必ず身に付けておきましょう。チェックボックスをつけておきます。いまの自分をふり返って点検してみましょう。

(1)　マナー

《あいさつと言葉遣い》

☐相手の顔を見てあいさつをしましょう。すれ違ったら会釈をしましょう。

☐初めてあった人には、スタッフであれ、患者さんであれ、「(〇〇科) 実習生の××です」と自己紹介しましょう。

☐はっきりとした口調で、正しい言葉使いを心がけましょう。敬語の使い方をおさらいすること。自分の声のトーンや話し方がどのような印象を与えるか、知っておきましょう。

《勤怠について》

☐突然の遅刻・早退は厳禁です。突然のお休みも、病気などのやむをえない事情があるとき以外は許されません。事前に予定されている遅刻・早退・お休みは、1カ月前を目処に責任者か実習担当スタッフに申し出て、許可をもらいましょう。

☐急病などで突然お休みしなければならない場合、友達に頼んだりせず、必ず自分で実習先に連絡を入れましょう。実習開始15分前までには連絡が必要です。

《態度や行動について》

☐ 実習中、患者さんがいる前で無駄なおしゃべりは禁物です。とくに精神科では、実習生同士や他のスタッフとのヒソヒソ話やクスクス笑いは絶対にやめましょう。患者さんによっては、それがきっかけで具合が悪くなる危険があります。

☐ わからないこと、できないことは、勝手に自分で判断してはいけません。「すみません、わかりません（できません）」と言って、必ず自分から他の人に聞きに行ったり、お願いしに行ったりしましょう。判断せず、しかし放置せずです。

☐ 実習先の受け入れ担当スタッフ・在籍校の実習担当教員に対して、報告・連絡・相談を徹底しましょう。とくに何かのトラブルがあった場合は、怒られることを怖がらず責任をもって申し出るようにしましょう。

☐ 実習機関内でだれがどんな仕事をしているのか、教えられるのを待たずに自分から理解するように努力しましょう。相手の迷惑にならないよう配慮した、押しつけがましくない積極性が必要です。

(2) 服装・外見について

あなたが参加する実習先は、医療機関です。病気の人が来るところです。気分のよい人、はつらつとした人はほとんどいません。ときには生死と隣り合わせの人がいる場所です。自分の外見は患者さんたちからどう見えているのか、考えてみましょう。

また精神科領域では、あなたの外見が華美であったり、露出的であったり、刺激的すぎると、患者さんの気持ちを乱して苦しめてしまうことがあります。多くの場合は白衣を着用しますが、行き帰りに患者さんと会ってしまう場合も考えて注意しましょう。実習に行くときは自分が着たい服装ではなく、患者さんが不快にならない服装を考えましょう。

《女性》

☐ 動きやすい靴を用意しましょう。院内はナースサンダルに履き替えるとしても、マナーとしてピンヒール、ミュールは避けたほうがいいでしょう。院内で履き替えないなら、ロングブーツも厳禁です。

□ネイルも注意しましょう。長い爪はひっかける場合がありますし、知能検査用具などを扱うには不向きです。予診ではメモをとるでしょうから、患者さんはあなたの爪に目がいきます。派手なネイルアートはやめましょう。
□匂いに敏感な患者さんもいます。香水は避け、化粧品の匂いも強くないものを使うよう配慮しましょう。
□アクセサリーは、長く垂れ下がるものは基本的には避けましょう。とくに垂れ下がるピアスは、ひっぱられ耳がちぎれる危険があるので厳禁です。また手洗い消毒の機会が増えますので、そのさいに外さないといけないような指輪も避けたほうが無難でしょう。
□髪の毛が落ちないように、長い髪は束ねること。社会人として許される範囲内の髪の色にしましょう。
□階段を上っても、下の人から、下着が絶対に見えない長さのスカートをはいてください。デニムパンツ、とくにスキニージーンズは避けること。一部の患者さんには刺激的です。キャミソールなど、肌が露出するものも避けてください。
□自分の好きな服を着るのはプライベートのときに限り、清潔感があり、個性的すぎず、機能的な服装を心がけましょう。

《男性》

□年配の方のなかには、襟つき以外のシャツ（Tシャツなど）は下着だと感じる人もいます。襟付きシャツのほうが無難でしょう。
□女性同様、アクセサリー、香水などは最小限にしましょう。デニムは避けたほうが無難です。整髪料の匂いがきつくないか、確認してください。

2 医療機関を知ろう

　みなさんが実習を行なう医療機関について、そこがどんな場所なのか概要を知っておきましょう。「医療機関ってどんなところか知らない……」という人はいないでしょう。みなさんも一度はお世話になったことがある場所です。しかし、本当に医療機関のことを知っていますか？　とくに精神科を中心に学んでいきましょう。

(1) どんな人がいるの?

　医療機関にいる人は、患者さん、医療従事者、事務職員の大きく分けると3役割に分かれます。主に、どんな人が働いているのでしょうか？　それぞれの役割の略称と共に理解しておきましょう。

　Dr（医師）――医療機関において単独で「治療行為」を行なうことのできる唯一の存在であり、治療チームのリーダーです。ドクターは、医学部（6年生）を卒業し、医師国家試験に合格すると医師免許をもらえます。1人前に働くには、スーパーローテーションといわれる2年間の卒後研修が必要とされます。

　Ns（看護師）――医師の治療行為を補助し、「看護」を行なうことを国に認められています。国家免許か知事免許かにより正・准看護師に分かれますが、職務内容に大きな違いはありません。精神科病院では、男性看護師さんが多く働いています。

　OT（作業療法士）――身体・精神に障害のある人に対して、応用的動作能力または社会的適応能力の回復をはかるため、手芸・工作・その他作業による作業療法を担当します。

　PT（理学療法士）――高齢者・交通事故・脳卒中などの麻痺に対する治療体操などの運動療法、電気刺激などの物理療法を行ないます。リハビリの指導を担当します。

　MT（臨床検査技師）――画像検査（MRI検査・超音波検査など）、生理学検査（脳波・心電図など）、ときに検体検査（血液検査など）など、複雑化していく検査の実施を担当します。

　PSW（精神保健福祉士）――精神障害者の保健および福祉に関する援助を行ないます。デイケアを担当し、社会復帰に必要なスキルを援助したり、障害年金、医療費公費負担（平成22年3月現在は障害者自立支援法）などの手続きもサポートしてくれます。

　医療事務――保険点数にあわせて患者さんの負担額（支払い額）を算出し、会計等の窓口業務全般を担います。小さなクリニックでは、電話予約、窓口予約、会計、カルテ管理など、事務一切を仕切ってくれる場合も少なくありません。月に1回レセプト（診療報酬明細書）を診療報酬支払基金などへ提

出する準備も行なってくれます。
* 最近は院外処方が増えており、院内で連携することは少なくなりましたが、薬剤師も患者さんがよく会う医療関係者です。
* 医療機関では、心理士はCPと略されます。

(2) 医療機関のお金のはなし

　みなさんが外来を受診して払うお金は、大きな検査をしないかぎり1,000円前後ではないでしょうか。じつは、これは医療費の一部であって、多くの場合は全体の値段の３割（３割負担）のみです。医療機関では、収入がどのように入ってくるのか、患者さんはいくらくらいの実費を払って治療しているのかを知っておきましょう（図１参照）。

　公的医療保険——国民全員が加入できる公的保険制度で、サラリーマンが加入する組合保険（公務員などは共済保険）、自営業者などが加入する国民健康保険など、種類はいくつかに分かれますが、指定の健康保険料を支払えば全員が保険を使って医療を受けられます。

　診療報酬——保険診療による治療行為では、料金（診療報酬）を各医療機関で勝手に決めてはいけません（自由診療分は医療機関毎に自由に決めてよいことになっています。診断書などの文書料に違いが出るのはそのためです）。医療機関は国が決定した治療毎の料金体系（保険点数）にそって、治療代金を割り出します。全金額の３割（老人、生活保護世帯などは例外で１割や０割）を、患者さんに払ってもらい、残り７割を健康保険組合や支払基金（健康保険を扱う団体）に請求して支払いを受けるシステムになっています。この診療報酬は、たびたび改訂されます。

　公的負担——生活に困窮している人、また長期かつ重篤な精神疾患であると診断された場合に、治療費の補助が受けられます。医師に公的負担申請のための診断書を書いてもらい、受診する医療機関を登録して居住区の行政機関（役所や保健所）に申請します。患者さんが直接払うお金は０円か、数百円になります。

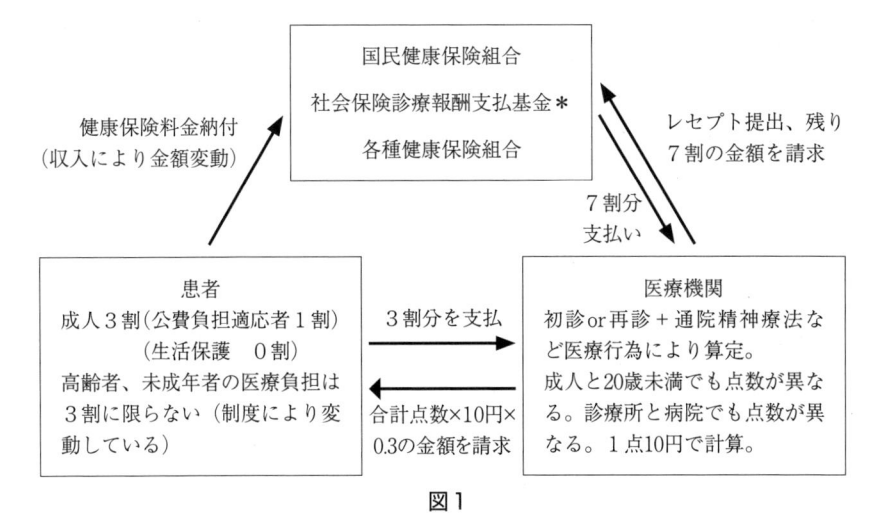

```
                    ┌─────────────────────────┐
                    │   国民健康保険組合       │
                    │ 社会保険診療報酬支払基金*│ ←── レセプト提出、残り
健康保険料金納付 ──→│    各種健康保険組合     │      7割の金額を請求
(収入により金額変動)└─────────────────────────┘
                                    │  ↑
                                    │7割分
                                    ↓支払い
┌──────────────────┐              ┌──────────────────┐
│      患者        │  3割分を支払 │    医療機関       │
│成人3割(公費負担適│ ───────────→│初診or再診＋通院精神│
│応者1割)          │              │療法など医療行為に │
│ (生活保護 0割)   │              │より算定。成人と20 │
│高齢者、未成年者の│ ←───────────│歳未満でも点数が異 │
│医療負担は3割に限 │合計点数×10円×│なる。診療所と病院 │
│らない(制度により │0.3の金額を請求│でも点数が異なる。 │
│変動している)     │              │1点10円で計算。   │
└──────────────────┘              └──────────────────┘
```

図1

＊ 診療報酬はたびたび改訂されるので、ここには具体的な数字は載せませんでした。初診・再診・心理検査等を受けたときに、患者さんがいくらぐらい支払っているのか(窓口負担)を自分で調べておきましょう。

3 実践！ 病院臨床

(1) カルテを読もう〈専門用語集〉

医療機関、とくに精神科医療でよく使われる専門用語の略語をまとめてみました。医師(Dr.)や看護師(Ns)の書いたカルテ(診療録)の内容を読めるようになると、患者さんの全体像が見えてきます。憶えておきましょう(表1＝246頁参照)。

(2) 薬をおぼえよう

処方されている内容から、主治医がどのような疾患、状態を疑っているかがわかります。薬の種類や主作用・副作用の知識をつけておきましょう。ここでは、種類の多い抗精神病薬、抗うつ薬、抗不安薬、睡眠薬の代表的な薬をまとめておきますので参考にしてください(表2＝247頁参照)。また、本書第3章3節で全体像を把握しておきましょう。

(3) 情報管理について

実習先で得た患者さんの情報は、高度個人情報です。守秘義務を徹底し、絶対にもらさないように注意しましょう。

《インテークで使ったメモについて》

□インテーク（予診）のさいに、カルテに直接書き込まず下書き用のメモをとった場合は、かならずシュレッダーなどにかけて責任をもって処分しましょう。

《情報の持ち出しについて》

□原則禁止です。しかし、心理検査のレポート（報告書）を作成しなければならない場合、基礎情報や検査データーを持ち帰らなければならない場合があります。そのさいは、必ず名前のところを黒ペンなどで塗りつぶして、個人名がわからないよう配慮しましょう。

《データーの保存について》

□同じく自宅でレポートなどを書いた場合、記憶媒体で医療機関にもっていくほうが安全でしょう。ファイルにパスワードをかけるなど、厳重な管理を行ないましょう。最近は指紋認証のUSBメモリが販売されていますので、お薦めします。

□同時に使用する記憶媒体は、定期的にウイルススキャンをかけるようにしてください。最近は電子カルテも増えています。万一ウイルスがシステムネットワークに入り込みダウンすると、病院の機能がマヒする可能性もあります。

(4) チームでの仕事の仕方

□普段から周囲のスタッフと良好な関係を築けるよう、自分から主体的にはたらきかけましょう。またチームが動きやすいように雑用も含めて、どんなことでも進んで行なうようにしましょう。

□こまめに周囲のスタッフに相談しましょう。忙しそうに動いているので「声をかけづらい」という声をよく耳にします。しかし、待っていてはいけません。迷惑にならないタイミングを十分見計らって、自分からコンタクトする姿勢を身に付けましょう。

おわりに

　ここにあげた「実習の手引き」は、あくまで基本的なことのみです。実習は体験さえすれば身につくというものではありません。体験を智恵として自分に根付かせていくためにも、わからないことは家や学校に帰ってから書物や文献を調べて、しっかり復習しておきましょう。自発的で積極的な態度こそが、実り多い臨床実習をもたらすのです。

（堀江　姿帆）

[もっと詳しく学ぶためのブックリスト]
津川律子・橘玲子「臨床心理士をめざす大学院生のための精神科実習ガイド」，誠信書房，2009年
山口登他編「こころの治療薬ハンドブック第5版」星和書店，2008年

表1　専門用語集

〈病名　精神科疾患〉

S. Sz.	統合失調症		D. Dep.	感情障害（うつ病）、うつ状態
MDI	双極性感情障害（躁うつ病）		N.	神経症
ED	摂食障害		P.D	人格障害
				（BPD境界性人格障害　NPD自己愛性人格障害）
Ep　Epi	てんかん		ATSD　AD	アルツハイマー型認知症
MR	精神遅滞		PDD	高機能広汎性発達障害

〈病名、症状、内科等疾患　など〉

Apo	脳卒中		Ca　Carci　K	癌
DM	糖尿病		HA　HB　HC	肝炎（A・B・C型）
TB	結核		EPS	錐体外路症状
Fx　Fr	骨折		GH	幻聴
HV	過喚気		GM	てんかん大発作

〈一般用語〉

CC　HK（独）	主訴		PH　VG（独）	既往歴
C/O	経過観察		N.P　o.B（独）	異常なし
Diag　Dx	診断		R	呼吸数
BW	体重		BT　KT（独）	体温
BP　BD（独）	血圧		BS	血糖（FBS　空腹時血糖）
Cons	意識		Essen（独）	食事
SM　SM-V（独）	自殺企図		SMIdee	希死念慮
AL	アルコール		OD	過量服薬
EEG	脳波		ECG　EKG（独）	心電図
EST　ES（独）	電気ショック療法			
GPT　GT	集団療法		SST	生活技能訓練
OP　OPE	手術		W/C	車椅子
Va.　…susp.	…の疑い（suspect of）			
Adm　Auf（独）	入院		ENT	退院
Zelle（独）	保護室			

〈処方指示〉

P.O	経口服用		Rp.	以下を処方せよ
Tab	錠剤		S/E	副作用
ndE	毎食後（内服）		v.d.s　ghs	就寝前（内服）

表2 主要薬物一覧

分類	薬剤名	説明
抗精神病薬	セレネース/PZC/コントミン/レボトミン/ドグマチール（ただし300g以上）など	定型精神病薬・第1世代抗精神病薬 ハロペリドール/ペルフェナジン/クロルプロマジン/レボメプロマジン/スルピリド 鎮静作用・抗幻覚妄想作用↑、副作用（錐体外路症状等）↑、重症抑うつ状態に効果↑
	ジプレキサ/リスパダール/セロクエル/ルーラン/エビリファイ/ロナセンなど	非定型精神病薬・第2世代抗精神病薬 オランザピン/リスペリドン/クエチアピン/ペロスピロン/アリピプラゾール/ブロナンセリン 陰性症状改善作用↑、副作用↓
抗うつ薬	トフラニール/アナフラニールなど	第1世代三環系抗うつ薬 イミプラミン/クロミプラミン 抑うつ気分改善作用・意欲亢進作用↑、抗不安・鎮静作用↓、副作用（抗コリン作用としての自律神経症状等）↑。効果出現が10日〜2週間。
	アモキサンなど	第2世代三環系抗うつ薬 アモキサピン 第1世代三環系に比べ副作用が↓
	ルジオミール/テトラミドなど	四環系抗うつ薬 マプロチリン/ミアンセリン 三環系に比べ効果同程度、副作用↓、高齢者に用いられる。4日程度で効果出現。
	パキシル/デプロメール（ルボックス）ジェイゾロフト	SSRI（セロトニン再取込み阻害薬） パロキセチン/フルボキサミン/セルトラリン 三環系と効果同程度、副作用↓、ODの致死率↓、副作用↓、効果出現10日〜2週間。パニック障害・強迫性障害にも有効。
	トレドミン	SNRI（セロトニン・ノルアドレナリン再取込み阻害薬） ミルナシプラン 三環系と効果同程度、SSRIよりやや↑、副作用↓、効果出現1週間程度。
	リフレックス	NaSSA（ノルアドレナリン作動性・特異的セロトニン作動性抗うつ薬） ミルタザピン SSRIに比べ効果早期出現かつ持続、SSRIに比べ副作用↓、睡眠作用↑。 効果出現1週間以内
抗不安薬		ベンゾジアゼピン系薬剤 筋弛緩作用、抗けいれん作用、抗うつ作用、睡眠作用を有し、不安・緊張・焦燥に治療効果をもつ。抗不安薬の中心的薬剤
	セルシン/ホリゾンなど	・ジアゼパム（ベンゾジアゼピンの代表的薬剤）注射剤もあり

抗不安薬	リーゼ	・クロチアゼパム（短時間作用型、ジアゼパムと比べ抗不安作用↑、鎮静・催眠作用↓、筋弛緩作用↓）
	セレナールなど	・オキサゾラム（長時間作用型、静穏・馴化作用中心、抗不安作用・催眠作用・筋弛緩作用↓）
	セパゾン	・クロキサゾラム（長時間作用型、ジアゼパムと比べ抗不安作用↑↑）
	レスタス	・フルトプラゼパム（長時間作用型、ジアゼパムと比べ馴化作用・抗けいれん作用3〜6倍、弛緩作用同程度、ストレス潰瘍抑制作用・昇圧反応抑制作用あり、高齢者での健忘・ふらつき等副作用↓）
	レキソタン	・ブロマゼパム（ジアゼパムと比べ静穏作用・抗不安作用約5倍、催眠作用・筋弛緩作用・抗けいれん作用2倍、ジアゼパムに認められない気分の落ち着き・集中力改善に効果。強迫・恐怖症状やうつ病での不安・緊張に効果）
	ソラナックス/コンスタンなど	・アルプラゾラム（ジアゼパムに比べ、馴化作用、傾眠作用、筋弛緩作用、抗けいれん作用が2〜3倍と強力）
	コントール/バランスなど	・クロルジアゼポキシド（最初のベンゾジアゼピン系薬物、低力価、心気症、心身症、身体疾患に伴う精神症状にも奏功）
	メイラックスなど	・ロフラゼブ酸エチル（長時間作用型、抗不安作用・鎮静睡眠作用↑、筋弛緩作用↓、老人に比較的安定して投与でき、小児への抗てんかん作用も認められる）
	ワイパックス/ユーパンなど	・ロラゼパム（ジアゼパムと同等の効果、抗不安作用↑、蓄積作用がなく老人、肝障害例に使いやすい）
	デパスなど	・エチゾラム（ジアゼパムと比べ抗不安作用3〜5倍、鎮静・催眠作用と筋弛緩作用はややつよく睡眠前服用で十分な睡眠導入効果あり）
	セディール	セロトニン作動性抗不安薬 ・タンドスピロン ベンゾジアゼピン系と比べ、眠気・ふらつき・薬物依存性↓、慢性疾患等のストレスケアにも使用
	アタラックスなど	抗アレルギー性緩和精神安定剤 ・ヒドロキシジン 抗アレルギー作用あり皮膚科領域で処方される。ベンゾジアゼピン系と比べ薬物依存性、乱用↓
睡眠薬		
	アモバンなど	超短時間作用型（主に入眠困難に適応） ・ゾピクロン
	ハルシオンなど	・トリアゾラム（残睡感伴わず。長期連用後は退薬症候群あり、前向性健忘あり）
	マイスリー	・ゾルピデム（筋弛緩作用↓ふらつきが少ない。統合失調症、躁うつ病に伴う不眠は適応外）

睡眠薬		短時間作用型（主に入眠困難に適応）
	デパスなど	・エチゾラム（抗不安薬の項参照）
	グッドミン/レンドルミンなど	・ブロチゾラム（15分～30分で催眠作用が出現、入眠困難に適応）
	エバミール/ロラメット	・ロルメタゼパム（年齢や肝・腎障害の影響が少ない、抗不安作用・筋弛緩作用あり）
		中間作用型（主に中途覚醒に適応）
	サイレース/ロヒプノールなど	・フルニトラゼパム（鎮静作用、筋弛緩作用、睡眠増強作用あり。日中の運転・飲酒は避ける必要あり。中途覚醒に適応）
		長時間作用型（主に早朝覚醒に適応）
	ドラール	・クアゼパム（筋弛緩作用↓）
	ベンザリンなど	・ニトラゼパム（作用時間が長いため覚醒困難、日中のふらつきが残る場合あり）

1）表中、中央欄の薬剤名は「商品名」、右欄はその「一般名」です。本書第3章3節を参照。
2）「↑」は効果の強いこと、「↓」は効果の弱いことを表わしています。

別表　主要薬物一覧・逆引きインデックス

薬剤名	分類	名称の種類
アタラックス（Atarax）	抗不安薬　抗アレルギー性緩和精神安定剤	商品名
アナフラニール（Anafranil）	抗うつ薬　第1世代三環系	商品名
アモキサピン（Amoxapine）	抗うつ薬　第2世代三環系	一般名
アモキサン（Amoxan）	抗うつ薬　第2世代三環系	商品名
アモバン（Amoban）	睡眠薬　超短時間作用型	商品名
アリピプラゾール（Aripiprazole）	抗精神病薬　非定型・第2世代	一般名
アルプラゾラム（Alprazolam）	抗不安薬　ベンゾジアゼピン系	一般名
イミプラミン（Imipramine）★	抗うつ薬　第1世代三環系	一般名
エチゾラム（Etizolam）	抗不安薬　ベンゾジアゼピン系（睡眠薬　短時間作用型）	一般名
エバミール（Evamyl）	睡眠薬　短時間作用型	商品名
エビリファイ（Abilify）	抗精神病薬　非定型・第2世代	商品名
オキサゾラム（Oxazolam）	抗不安薬　ベンゾジアゼピン系	一般名
オランザピン（Olanzapine）	抗精神病薬　非定型・第2世代	一般名
クアゼパム（Quazepam）	睡眠薬　長時間作用型	一般名
クエチアピン（Quetiapine）★	抗精神病薬　非定型・第2世代	一般名
グッドミン（Goodmin）	睡眠薬　短時間作用型	商品名
クロキサゾラム（Cloxazolam）	抗不安薬　ベンゾジアゼピン系	一般名
クロチアゼパム（Clotiazepam）	抗不安薬　ベンゾジアゼピン系	一般名
クロミプラミン（Clomipramine）★	抗うつ薬　第1世代三環系	一般名
クロルジアゼポキシド（Chlordiazepoxide）	抗不安薬　ベンゾジアゼピン系	一般名
クロルプロマジン（Chlorpromazine）★	抗精神病薬　定型・第1世代	一般名
コンスタン（Constan）	抗不安薬　ベンゾジアゼピン系	商品名
コントール（Contol）	抗不安薬　ベンゾジアゼピン系	商品名
コントミン（Contomin）	抗精神病薬　定型・第1世代	商品名
サイレース（Silece）	睡眠薬　中間作用型	商品名
ジアゼパム（Diazepam）	抗不安薬　ベンゾジアゼピン系	一般名
ジェイゾロフト（Jzoloft）	抗うつ薬　SSRI	商品名
ジプレキサ（Zyprexa）	抗精神病薬　非定型・第2世代	商品名
スルピリド（Sulpiride）	抗精神病薬　定型・第1世代	一般名
セディール（Sediel）	抗不安薬　セロトニン作動性	商品名

セパゾン（Sepazon）	抗不安薬　ベンゾジアゼピン系	商品名
セルシン（Cercine）	抗不安薬　ベンゾジアゼピン系	商品名
セルトラリン（Sertraline）★	抗うつ薬　SSRI	一般名
セレナール（Serenal）	抗不安薬　ベンゾジアゼピン系	商品名
セレネース（Serenace）	抗精神病薬　定型・第1世代	商品名
セロクエル（Seroquel）	抗精神病薬　非定型・第2世代	商品名
ゾピクロン（Zopiclone）	睡眠薬　超短時間作用型	一般名
ソラナックス（Solanax）	抗不安薬　ベンゾジアゼピン系	商品名
ゾルピデム（Zolpidem）★	睡眠薬　超短時間作用型	一般名
タンドスピロン（Tandospirone）★	抗不安薬　セロトニン作動性	一般名
テトラミド（Tetramide）	抗うつ薬　四環系	商品名
デパス（Depas）	抗不安薬　ベンゾジアゼピン系（睡眠薬　短時間作用型）	商品名
デプロメール（Depromel）	抗うつ薬　SSRI	商品名
ドグマチール（Dogmatyl）	抗精神病薬　定型・第1世代	商品名
トフラニール（Tofranil）	抗うつ薬　第1世代三環系	商品名
ドラール（Doral）	睡眠薬　長時間作用型	商品名
トリアゾラム（Triazolam）	睡眠薬　超短時間作用型	一般名
トレドミン（Toledomin）	抗うつ薬　SNRI	商品名
ニトラゼパム（Nitrazepam）	睡眠薬　長時間作用型	一般名
パキシル（Paxil）	抗うつ薬　SSRI	商品名
バランス（Balance）	抗不安薬　ベンゾジアゼピン系	商品名
ハルシオン（Halcion）	睡眠薬　超短時間作用型	商品名
パロキセチン（Paroxetine）★	抗うつ薬　SSRI	一般名
ハロペリドール（Haloperidol）	抗精神病薬　定型・第1世代	一般名
ピーゼットシー（PZC）	抗精神病薬　定型・第1世代	商品名
ヒドロキシジン（Hydroxyzine）★	抗不安薬　抗アレルギー性緩和精神安定剤	一般名
フルトプラゼパム（Flutoprazepam）	抗不安薬　ベンゾジアゼピン系	一般名
フルニトラゼパム（Flunitrazepam）	睡眠薬　中間作用型	一般名
フルボキサミン（Fluvoxamine）★	抗うつ薬　SSRI	一般名
ブロチゾラム（Brotizolam）	睡眠薬　短時間作用型	一般名
ブロナンセリン（Blonanserin）	抗精神病薬　非定型・第2世代	一般名
ブロマゼパム（Bromazepam）	抗不安薬　ベンゾジアゼピン系	一般名
ペルフェナジン（Perphenazine）★	抗精神病薬　定型・第1世代	一般名

ペロスピロン (Perospirone) ★	抗精神病薬 非定型・第2世代	一般名
ベンザリン (Benzalin)	睡眠薬 長時間作用型	商品名
ホリゾン (Horizon)	抗不安薬 ベンゾジアゼピン系	商品名
マイスリー (Myslee)	睡眠薬 超短時間作用型	商品名
マプロチリン (Maprotiline) ★	抗うつ薬 四環系	一般名
ミアンセリン (Mianserin) ★	抗うつ薬 四環系	一般名
ミルタザピン (Mirtazapine)	抗うつ薬 NaSSA	一般名
ミルナシプラン (Milnacipran) ★	抗うつ薬 SNRI	一般名
メイラックス (Meilax)	抗不安薬 ベンゾジアゼピン系	商品名
ユーパン (U-pan)	抗不安薬 ベンゾジアゼピン系	商品名
リーゼ (Rize)	抗不安薬 ベンゾジアゼピン系	商品名
リスパダール (Risperdal)	抗精神病薬 非定型・第2世代	商品名
リスペリドン (Risperidone)	抗精神病薬 非定型・第2世代	一般名
リフレックス (Reflex)	抗うつ薬 NaSSA	商品名
ルーラン (Lullan)	抗精神病薬 非定型・第2世代	商品名
ルジオミール (Ludiomil)	抗うつ薬 四環系	商品名
ルボックス (Luvox)	抗うつ薬 SSRI	商品名
レキソタン (Lexotan)	抗不安薬 ベンゾジアゼピン系	商品名
レスタス (Restas)	抗不安薬 ベンゾジアゼピン系	商品名
レボトミン (Levotomin)	抗精神病薬 定型・第1世代	商品名
レボメプロマジン (Levomepromazine) ★	抗精神病薬 定型・第1世代	一般名
レンドルミン (Lendormin)	睡眠薬 短時間作用型	商品名
ロナセン (Lonasen)	抗精神病薬 非定型・第2世代	商品名
ロヒプノール (Rohypnol)	睡眠薬 中間作用型	商品名
ロフラゼプ酸エチル (Ethyl Loflazepate)	抗不安薬 ベンゾジアゼピン系	一般名
ロラゼパム (Lorazepam)	抗不安薬 ベンゾジアゼピン系	一般名
ロラメット (Loramet)	睡眠薬 短時間作用型	商品名
ロルメタゼパム (Lormetazepam)	睡眠薬 短時間作用型	一般名
ワイパックス (Wypax)	抗不安薬 ベンゾジアゼピン系	商品名

注：長い一般名は短縮して表記しています（例：ゾルピデム酒石酸塩［Zolpidem Tartrate］⇒ゾルピデム［Zolpidem］）。短縮表記した薬剤は、名前のあとに「★」を入れてあります。本書の一覧で実習には十分役立つはずですが、論文等で改まった記載をするときには注意してください。

あとがき

　本書の執筆者たちは、監修者である馬場謙一から心理臨床の手ほどきを受け、精神分析に端を発する力動的な立場について学びつづけている。また、研究会で定期的に顔をあわせる仲間でもある。力動的な立場を学んでいる同じ仲間で執筆された点が、本書の特徴としてあげられるだろう。

　本書刊行のきっかけは、2008年に上梓した『スクールカウンセリングの基礎と経験』にある。その後、医療現場の心理士をめざす大学生はもちろん、医療現場で実習する大学院生にも役立つ本をつくることができないかと話し合った。そして、そのような本づくりをめざして議論をつづけてきた。

　人と人とのかかわりは固有の経験である。ことばによってすべてを伝えることはできない。それは、私たちのからだが有限であるのと同じくらい確かなことである。一方、私たちのこころは無限の可能性をもっており、ことばに託すことによって何かが伝わり、それらはずっと残っていくのではないだろうか。だから、時として、心理士は自らのからだで摑んだ何かについて、必死にことばを探すのだろう。それが、次の世代につながることを信じて。

　そのような切なる願いが、本書にはこめられている。

　本書は、患者さんをはじめとする人と人との出会いのなかでうまれた。そのため、本書によって、患者さんのためにはたらこうとする心理士が１人でも増え、その人たちの仕事が患者さんやご家族の幸せにつながるものとなるならば、私たちにとってこれ以上の喜びはない。そのような内容に適っているか、読者の方々からの率直なご意見をお聞かせいただければ幸いである。

　最後に、本書刊行に全力を尽くしてくださった日本評論社の遠藤俊夫氏に深謝したい。人と人とのかかわり、ことばの力を信じつづける遠藤氏と再びご一緒できた幸運をありがたく思っている。

　文字に映したこころがひびきあい、人と人との新たなつながりがうまれることを祈っている。

松本　京介

● 執筆者一覧（執筆順）

馬場謙一（ばば・けんいち）　　　　　　　　　　第1章担当
　南八街病院、東京青梅病院

福森高洋（ふくもり・たかひろ）　　　　　　　　まえがき、第2章、第4章4-3の4、
　たかつきクリニック　　　　　　　　　　　　　4-4の2、第5章5-1の2・3担当

松本京介（まつもと・きょうすけ）　　　　　　　第3章3-2、第4章4-4の1、あ
　新潟医療福祉大学社会福祉学部社会福祉学科講師　とがき担当

三橋由佳（みつはし・ゆか）　　　　　　　　　　第3章3-1、3-3、第5章5-1の1
　成城メンタルクリニック　　　　　　　　　　　担当

板橋登子（いたばし・とうこ）　　　　　　　　　第3章3-4、3-5、第4章4-2の2、
　成城墨岡クリニック支援センター　　　　　　　4-3の2担当

岡元彩子（おかもと・あやこ）　　　　　　　　　第4章4-3の5、第5章5-1の
　成城墨岡クリニック分院　　　　　　　　　　　4・5・6、5-2の3担当

髙橋由利子（たかはし・ゆりこ）　　　　　　　　第4章4-3の3、第5章5-2の2
　目白大学心理カウンセリングセンター　　　　　担当

堀江姿帆（ほりえ・しほ）　　　　　　　　　　　第4章4-1、4-2の1・3、4-3の
　東京成徳大学応用心理学部臨床心理学科助教　　1、付録・実習の手引き担当

篠原道夫（しのはら・みちお）　　　　　　　　　第5章5-2の1担当
　東洋英和女学院大学人間科学部人間科学科教授

北　良平（きた・りょうへい）　　　　　　　　　第6章6-1、6-2担当
　全国こころの電話カウンセリング

●監修者

馬場 謙一（ばば　けんいち）
1934年、新潟県に生まれる。東京大学文学部独文科、慶應義塾大学医学部卒業。斎藤病院勤務、群馬大学・横浜国立大学・放送大学・中部大学の教授を経て、現在、南八街病院勤務。著書に『精神科臨床と精神療法』（弘文堂）、『スクールカウンセリングの基礎と経験』（共編著、日本評論社）、訳書にドイッチュクローン著『黄色い星を背負って』（岩波書店）など多数。

●編著者

福森 高洋（ふくもり　たかひろ）
1965年、福島県に生まれる。大正大学大学院文学研究科修士課程修了、同大学院人間学研究科博士課程満期退学。文学修士。現在、東京愛成会たかつきクリニック勤務。臨床心理士。

松本京介（まつもと　きょうすけ）
1974年、東京に生まれる。東京学芸大学大学院連合学校教育学研究科博士課程（配置大学：横浜国立大学）修了。教育学博士。現在、新潟医療福祉大学社会福祉学部専任講師。臨床心理士。

医療心理臨床の基礎と経験

2010年4月25日　第1版第1刷発行

監修者────馬場謙一
編著者────福森高洋・松本京介
発行者────黒田敏正
発行所────株式会社　日本評論社
　　　　　　〒170-8474　東京都豊島区南大塚3-12-4
　　　　　　電話　03-3987-8621（販売）-8598（編集）
　　　　　　振替　00100-3-16
印刷所────港北出版印刷株式会社
製本所────株式会社難波製本
装　幀────駒井佑二

検印省略　©　Kenichi Baba et al.　ISBN 978-4-535-98322-9　Printed in Japan
JCOPY ＜（社）出版者著作権管理機構　委託出版物＞
本書の無断複写は著作権法上での例外を除き禁じられています。複写される場合は、そのつど事前に、（社）出版者著作権管理機構（電話 03-3513-6969、FAX 03-3513-6979、e-mail: info@jcopy.or.jp）の許諾を得てください。

スクールカウンセリングの基礎と経験

馬場 謙一・松本 京介/編著

学校における生きた臨床とは。基礎知識だけでなく、実践での成功例や混乱例をひもときながらスクールカウンセリングの本質に迫る。

◆ISBN978-4-535-56257-8／A5判／定価2,625円（税込）

精神医学ハンドブック[第6版]
――医学・保健・福祉の基礎知識

山下 格/著

認知症、パーソナリティ障害等の呼称変更や法律改正に対応。医療・看護・福祉・心理・教育・司法関係者のためのハンドブック第6版。

◆ISBN978-4-535-98270-3／A5判／定価2,415円（税込）

変わりゆく思春期の心理と病理
――物語れない・生き方がわからない若者たち

鍋田 恭孝/著

ひきこもりや摂食障害など、急増する思春期病理の陰には、若者たちの対人関係能力の低下や「物語れなさ」がみてとれる。

◆ISBN978-4-535-56251-6／A5判／定価2,625円（税込）

子どもの精神医学ハンドブック

清水 將之/著

心理・福祉・社会・教育などの領域を学ぶ人たちに向けて、児童精神医学や子どもの育ちとその周辺をわかりやすく解説したテキスト。

◆ISBN978-4-535-98290-1／A5判／定価1,995円（税込）

日本評論社　　http://www.nippyo.co.jp/